腸からきれいにヤセる！

グルテンフリーレシピ

管理栄養士
大柳珠美

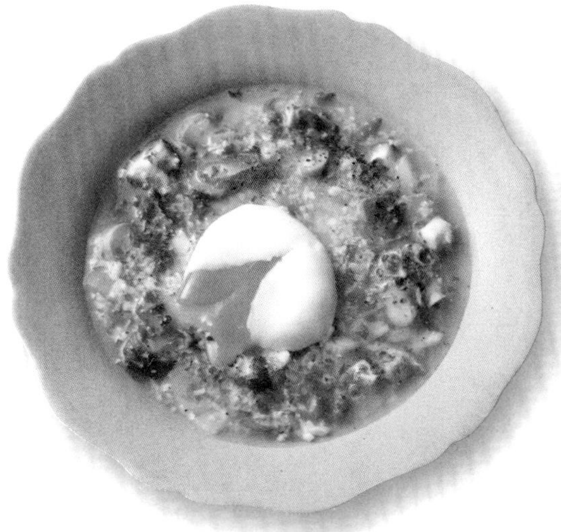

青春出版社

はじめに――「小麦」を抜くだけで体も心も生まれ変わる

この本でご紹介するのは、ヤセるのはもちろん、

・肌荒れが消えて美肌になる！
・便秘が改善してペタ腹になる！
・おまけに疲れにくくなり、集中力もアップする！

そんな、いいことが盛りだくさんのダイエット法です。

やり方は非常にシンプル。**食事からグルテン＝小麦製品を抜くだけ**です。

グルテンとは、小麦に含まれるタンパク質の一種、グリアジンとグルテニンが水と一緒になってこねられることでできる、粘りのあるタンパク質のこと。小麦粉に水を加えてこねた食品というと、パン、うどん、パスタなどが挙げられますが、いずれももっちりとした粘りのある食感がおいしさの特徴になっています。しかし、この食感こそが、グルテンという曲者《くせもの》の正体なのです。

このグルテンを摂取することによって、小腸の粘膜がダメージを受け、栄養の消化や吸収を妨げる「セリアック病」という病気があることは、以前から知られていました。また、アレルギー疾患、肥満、脳の炎症など、グルテンが健康にさまざまな悪影響を与えるとも指摘されて

はじめに

いました。

近年では、ハリウッドセレブがグルテンフリーを実践しはじめたことから、美容やダイエットにいいと話題に。さらにプロテニスプレーヤーのノバク・ジョコビッチ選手のベストセラー『ジョコビッチの生まれ変わる食事』（扶桑社刊）がベストセラーになり、グルテンフリーの認知度は一気に上がりました。ジョコビッチ選手は、世界ランキングの成績が伸び悩んでいた時期、「集中力と体力を保てなかったのは食事に含まれていた植物性タンパク質のグルテンの影響だった」と述べています。

このように、**腸を整えることで体にも心にも嬉しい変化がたくさん起こる**のが「グルテンフリー・ダイエット」なのです。

この本ではより効果を上げるために、グルテンフリー（小麦抜き）に加え、１食あたりエネルギー５００kcal以下、糖質20g以下の低カロリー・低糖質レシピを提案しています。

糖質制限は体脂肪を減らすのにも有効ですし、代謝が落ちてヤセにくくなった人は、エネルギーを抑えるとダイエット効果が出やすくなります。実際、この本のレシピを中心にした食生活で、２週間で３kgのダイエットに成功した人もいます。しかもどれも簡単に作れるものばかり。栄養バランスもしっかり考えました。

毎日おいしく楽しみながら、腸の中からきれいになっていきましょう。

いいことたくさん!

グルテンフリー・ダイエットのメリット

グルテンフリーを実践すると、腸内環境が改善し、ヤセるだけでなく、嬉しいおまけがたくさんついてきます。その驚きの効果をご紹介しましょう。

腸の調子がよくなる

グルテンは腸の粘膜を荒らし、炎症を引き起こします。その結果、便秘、下痢といった不調を招きます。小麦製品を食べるとお腹がパンパンに張ってしまう、ガスが気になるという方も、グルテンフリーで改善する可能性があります。

美肌になる

美肌には、腸内環境が深く関わっています。グルテンにより腸に炎症が起こると、その炎症が肌トラブルにつながったり、腸での栄養の消化・吸収がうまくいかず、肌荒れなどが起こってきます。グルテンフリーは、こうした肌の悩みの解消にも役立ちます。

集中力がアップして、疲れにくくなる

「グルテンフリーをはじめたら、集中力がアップした」「疲れなくなった」と感じる人もいます。これにはグルテンの問題に加え、血糖値（血液中のブドウ糖の濃度）が関係していることがあります。

グルテンを含む小麦製品は、糖質も多いため、食後に血糖値が上がりやすくなります。グルテンフリーにより血糖値の乱れがなくなると、食後の異様な眠気、だるさなども改善します。

「もっと食べたい」がなくなる

パンやラーメンなどの小麦製品が無性に食べたくなる、実際に食欲を抑えきれずについ食べてしまった、という経験はありませんか？　それはあなたの意志が弱いのではなく、グルテンのアミノ酸配列がそうさせているのです。

グルテンのアミノ酸配列は、モルヒネに似ています。そのため脳内では、小麦製品を食べると、モルヒネと同じものと認識し、食べれば食べるほど、「もっと食べたい！　毎日食べたい！」と一種の中毒症状を引き起こしてしまうのです。

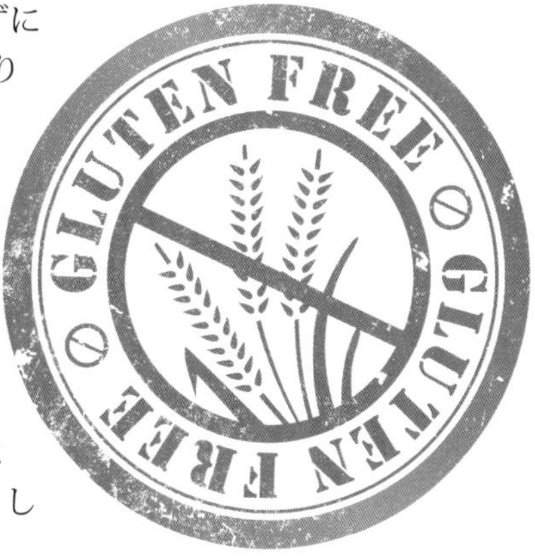

グルテンフリーで 避けるべき「小麦」

グルテンフリーを実践する際には、小麦、大麦、ライ麦と、これらを使った食品を避けましょう。

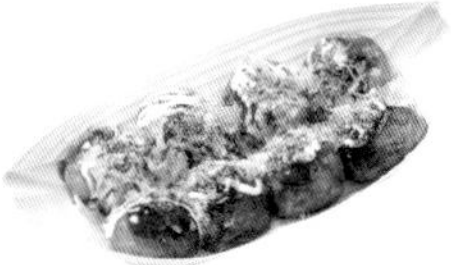

お好み焼き、たこ焼き、
チヂミなどの**「粉もの」**

食パン、菓子パン、惣菜パン、
ピザなどの
「パン製品」

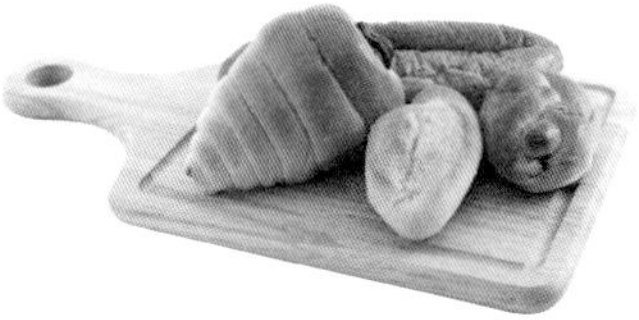

ラーメン、うどん、そば、
そうめん、パスタなどの
「麺」

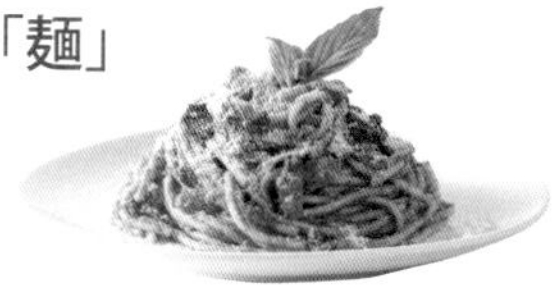

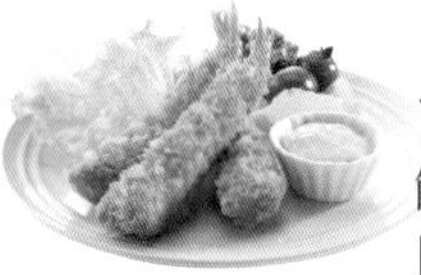

フライの衣、天ぷらの衣、
餃子や春巻きの皮などの
「衣や皮」

クッキー、ドーナツ、
ケーキなどの
「粉ものスイーツ」

カレールー、シチュールーなどの
「ルー加工品」

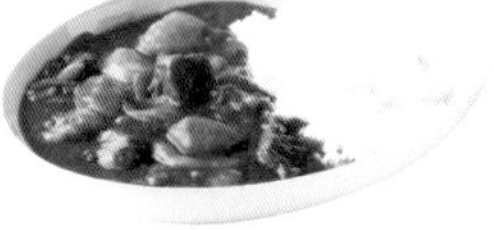

麦茶、ハトムギ茶、ビール、
発泡酒、ビールテイスト飲料、
麦焼酎、ウイスキー、ジン、
ウォッカなどの
「飲み物、お酒」

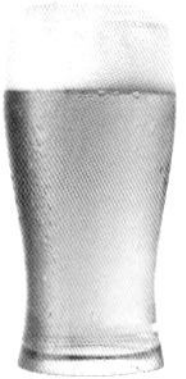

※疲労感、頭痛、肩こり、アレルギー、便秘、下痢、集中力の低下、イライラ、うつなどの不調があり、小麦製品を常に欲してしまう場合、試しに２週間小麦製品を徹底的に抜いてみることをおすすめします。それによってもし不調が改善するとしたら、グルテンが原因の可能性があります。

『腸からきれいにヤセる!
グルテンフリー・レシピ』

目次

『腸からきれいにヤセる!
グルテンフリー・レシピ』

目次

•1章•

グルテンフリーで腸から きれいにヤセる理由

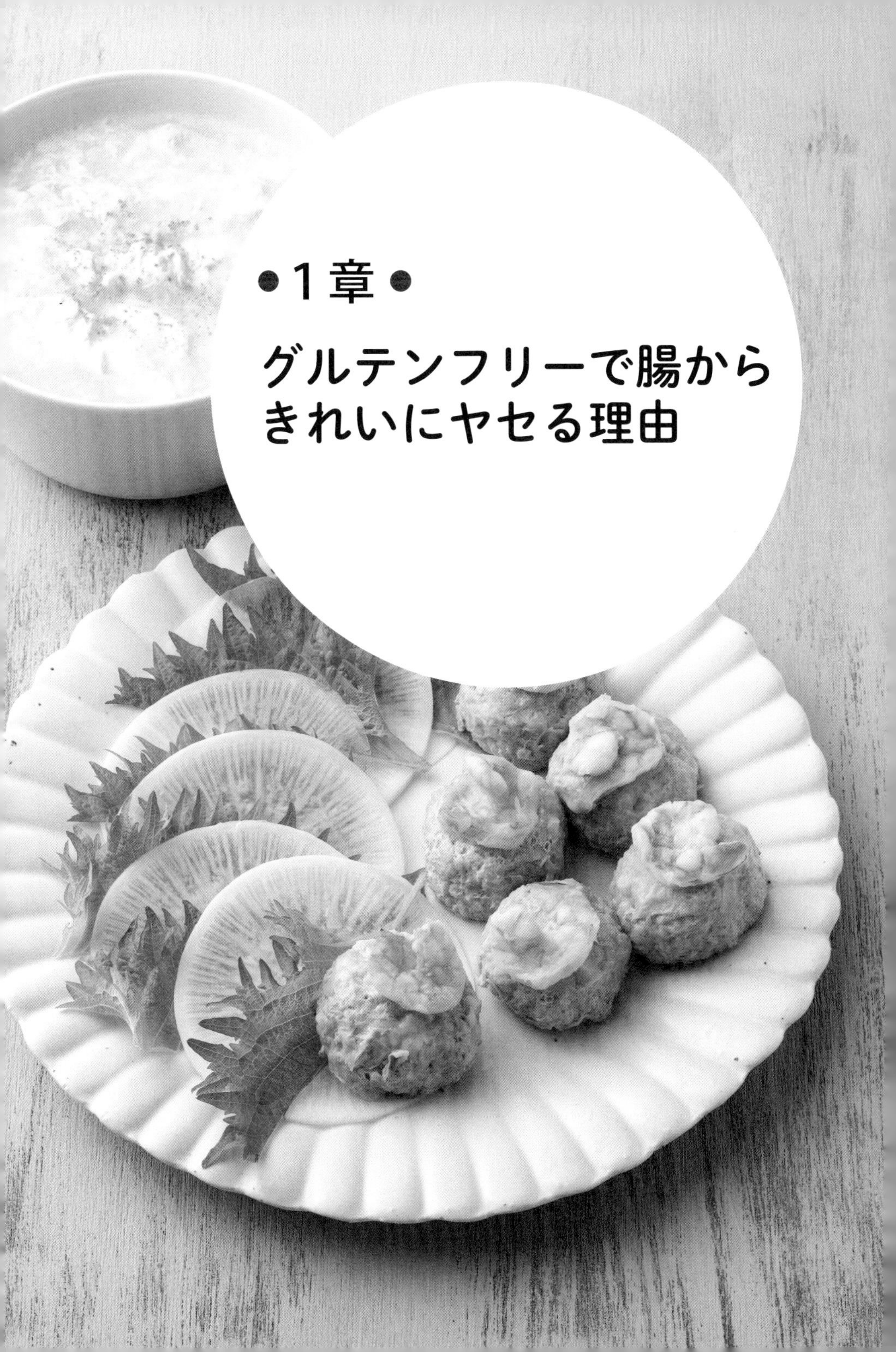

腸の中からきれいになっていく！

グルテンの一番の問題は、腸の粘膜の炎症を招くことです。これは、**未消化のタンパク質が腸の粘膜に入り込む**ことによって起こります。

グルテンは小麦製品に含まれているタンパク質です。本来、タンパク質は、体内でアミノ酸という小さい分子に分解されて吸収されます。しかし、グルテンを形成しているグリアジンとグルテニンは分解しにくい構造をしています。そのため、消化されないまま小腸に達し、その場に残ってしまい、炎症を引き起こすというわけです。

腸に炎症が起こり続けると、本来は分厚く丈夫な腸壁が薄くなり、腸粘膜の目が粗くなってしまいます。つまり、こまかいザルの網目が粗くなったような状態となり、食物が大きな分子のまま吸収されて食物アレルギーを引き起こしたり、有害物質が侵入しやすくなってしまうのです。この状態は**「リーキーガット症候群（腸もれ症候群）」**と呼ばれます。

もう1つ、グルテンに似たタンパク質として注意しておきたいのが、**乳製品に含まれるカゼイン**です。本来、乳製品には消化に必要な酵素が含まれていますが、例えばスーパーなどで売られている一般的な牛乳は、高温殺菌などの処理によって酵素活性が失われています。その結果タンパク質が消化されにくくなり、グルテン同様、未消化のまま腸壁にとどまり、炎症の原因になってしまうのです。そのため、小麦製品や乳製品を常食するのは、あまりおすすめしません（※）。食べるときはたまにいただくごちそうとして、農薬や抗生物質などの化学物質が使用されていない良質なものを選ぶようにしましょう。

腸は栄養の消化・吸収の要《かなめ》ですから、腸が整うことは、全身にいい影響を及ぼします。

丈夫な腸粘膜を作るためには、**グルテンやカゼインを毎食、毎日とらないことに加え、粘膜を作る材料となる栄養素をとる**こともポイント。

それが、タンパク質、ビタミンA、亜鉛です。タンパク質は、魚介、大豆製品、卵、肉類に豊富に含まれます。ビタミンAは魚介と肉と緑黄色野菜（β《ベータ》カロテンとして）に含まれます。亜鉛は、牡蠣《かき》、ほたて、するめ、赤身肉などに含まれます。

また、食べ方も大切です。体タンパク質は常に分解を繰り返しており、ビタミンやミネラルは常に尿や汗として排泄されています。タンパク質や、ビタミン、ミネラルは「食べ溜《た》め」ができないので、食事ごとにしっかりとっていきましょう。

※この本のレシピでは、チーズなど少量の乳製品を使うものも紹介していますが、グルテンフリーにして体調の改善を実感できた人は、試しにカゼインフリーも実践してみることをおすすめします。

同時に糖質制限できるから効率よくヤセられる

私は管理栄養士として多くの患者さんに栄養指導を行ってきましたが、グルテンフリーの実践でヤセる方はたくさんいます。なぜかというと、**グルテンフリーが結果的に「糖質制限」につながる**からです。

グルテンを多く含む、パン、パスタ、うどん、ケーキ、クッキーなどは、いずれも糖質も多く含む食品です。こうした食品を避けることは、糖質を避けることにもなります。

逆に、糖質制限を実践していたら、ヤセただけでなく下痢や便秘といったお腹の不調がよくなった、疲労感がなくなった、気分が安定した、肌荒れやかゆみといった炎症がよくなったなど、体調が改善したという方もたくさんいます。これは、糖質を多く含む小麦製品を摂取しなくなることで、結果的にグルテンフリーの実践につながったことが影響していると考えられます。

特に体脂肪が多い場合、グルテンフリーに加えて糖質制限を意識することで、よりダイエット効果が高まります。

「小麦を避けることでグルテンフリーになるなら、代わりにご飯を食べればいいんじゃないの？」と思っている人もいるでしょう。

また、「お米が主食の日本人は、グルテンフリーを実践しやすい」「和食をとればグルテンフリーになる」といったこともよくいわれています。

確かにそうなのですが、お茶碗1膳のご飯に含まれる糖質量は約50gもあります（ちなみに、玄米ご飯でも白米ご飯でもほとんど変わりません）。つまり、**グルテンフリーにしても、糖質量を減らせるとは限らない**のです。

同様に、小麦のパンを米粉のパンに置き換えればグルテンフリーになりますが、米粉は意外に糖質量が多いため、体脂肪の減少はそれほど期待できません。

やはり**体脂肪を減らすには、糖質の摂取量自体を減らす**必要があります。体内で余った糖質は、やがて脂肪に変わってしまうからです。

ただし、糖質は完全にゼロにしなくても大丈夫。そしてとる際は良質な糖質を選ぶのがポイントです。

特に体脂肪が少なくヤセている方、肥満のない成長期の方、食事量が少ない小食の方、タンパク質や脂質の消化吸収能力が低い方などは、エネルギー不足にならないよう、グルテンフリーの良質な糖質をプラスするのがおすすめです。

良質な糖質については、16～17ページで詳しく説明しましょう。

小麦についてくる「油」も一緒にカット！

グルテンフリーの実践で小麦製品を避けるようになると、「油」も避けられるというメリットがあります。糖質やタンパク質が1gあたり4kcalなのに対し、脂質は9kcalと、エネルギーは倍以上。脂質（油）を控えれば、より効率よくヤセられますね。

パンを食べるときは、バターやマーガリンを塗って食べることが多いと思います。また、ホットケーキを焼くときには油を引きますし、ケーキやクッキーにもバターなどの油が使われています。ドーナツやてんぷら、唐揚げなどは油で揚げて調理します。

このように、**グルテン＝小麦製品をとると、「油」がついてきてしまいます。**

第二次世界大戦後、日本では主食を米から小麦に代えて、油料理を奨励するキャンペーンが繰り広げられました。俗にいう「フライパン運動」です。キッチンカー（栄養指導車）が各地で導入されて全国を駆け回り、栄養士が〝メリケン粉〟と〝サラダ油〟を使ったパンケーキやスパゲティなどの実演調理を行い、油料理をすすめていきました。

あわせて植物油はヘルシーというイメージも作られていきます。しかし、**植物油がヘルシーというのは間違い**です。その作られ方によっては問題があります。

大豆や菜種、トウモロコシなど植物に含まれる油を、薬剤を使って液体に抽出する製法で作られる植物油は、もはや食品というより工業製品といっても過言ではありません。

液体に抽出され、時間の経過とともに酸化が進む植物油を使って、揚げる、炒めるなどの高温調理をすれば、油の酸化はさらに進みます。

このような**酸化油脂は、腸の粘膜をはじめ全身に炎症を引き起こします**。それが肥満、糖尿病、動脈硬化などの生活習慣病、認知症やうつなどの脳機能障害、皮膚炎や花粉症などのアレルギー、疲労感、体の痛みといったあらゆる疾患や不調の原因になります。

さらに避けておきたい油が、**トランス脂肪酸**です。液体の植物油に水素を添加し、常温でも半個体で固まるように作られており、ショートニングやマーガリンという名前で目にすることが多い物質です。心筋梗塞などの冠動脈疾患、肥満やアレルギー性疾患についても関連が認められ、欧米ではすでに使用が禁止されています。

大豆やごまなど植物に含まれる油も、魚に含まれる油も、肉に含まれる脂も、油脂は基本的に〝食べてとる〟という自然なとり方が安心です。

本来、植物の種子や小さな穀物から油を取り出す製造は大変な労力と費用が必要なものでした。小麦や乳製品同様、揚げ物はハレの日のごちそうと捉え、できるだけ自然に抽出された油を選んで、ありがたく楽しみましょう。

糖質はゼロにするのではなく、質のいいものをとる

この本では、より効率よくヤセるためにグルテンフリーに加えて糖質制限をおすすめしていますが、先ほど述べたように、そこまで糖質を制限しなくてもいい人もいます。

また、極端な糖質制限は、リバウンドの原因になります。糖質を完全にゼロにするのではなく、うまくつきあっていくことが大切です。

すべての糖質が「悪」というわけではありませんが、グルテン同様、その質や食べ方は考える必要があります。

避けていただきたいのが、酸化油脂や果糖ブドウ糖溶液など不自然な物質と一緒になった「超加工食品」の糖質。具体的には、**インスタント麺、レンジ調理のパスタ、焼きそば、冷凍のチャーハン、食パン、菓子パン、惣菜パン、焼き菓子、スナック菓子、清涼飲料水**などです。これらはエネルギーにはなるものの、タンパク質、ビタミン、ミネラル、食物繊維、抗酸化栄養素といった健康維持に必要な栄養素はほとんど期待できません。

こうした糖質を避ける一方で、グルテンだけでなく、油脂や添加物を含まない自然で良質な糖質食品を選ぶようにしましょう。

とるならこんな糖質がおすすめです

選ぶなら！

米

無農薬玄米、発芽玄米、胚芽米、黒米などの古代米

そば

そば米（そばの実）、十割そば

雑穀

ひえ、あわ、アマランサス、キヌア

いも類

じゃがいも、さつまいも、干しいも、山いも、里いも

糖質含有量の多い野菜

かぼちゃ、トマト、にんじん、ごぼう、れんこんなど

生の果物

農薬や防カビ剤不使用のもの

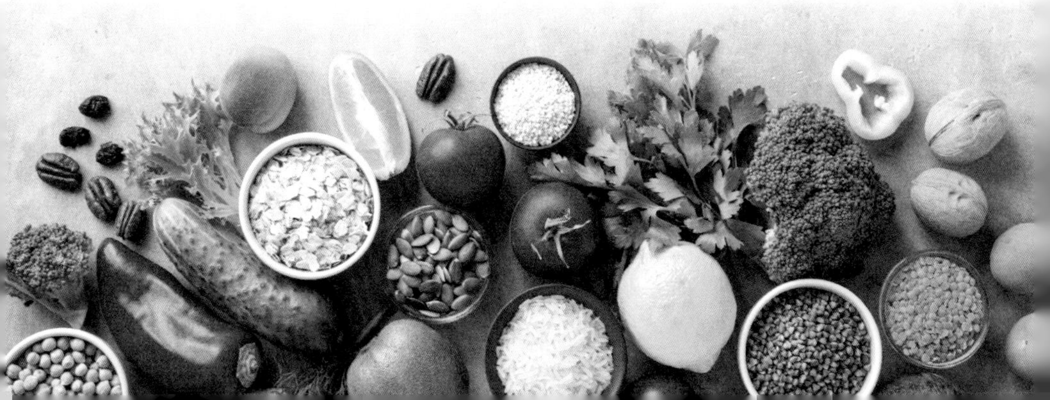

外食時のグルテンフリー実践ヒント

外食でグルテンフリーを実践するとき、まずは主食で小麦製品を選ばないのがポイント。糖質も制限しておきたい方は、主食そのものを抜いてもＯＫです。

和食

和食で小麦が多く使われるのは、うどん、そうめん、ひやむぎ、ほうとうなどの麺類です。その他、たこ焼き、お好み焼きなどの“粉もの”と、天ぷら、とんかつ、串揚げなど揚げ物はたっぷりの衣に要注意。

選ぶなら！

- 焼き魚、刺身、焼肉などの定食
- 親子丼、海鮮丼、牛丼、うな丼などのどんぶり
- 水炊き、寄せ鍋、しゃぶしゃぶなどの鍋
- 豆腐、納豆、温泉卵、しらすおろし、青菜のお浸しなどの副菜
- 十割そば（天ぷらや天かすは避ける）

洋食

サンドイッチ、ホットドック、パスタ、ピザ、食べ放題のパンなどに気をつけて。ポタージュスープ、シチュー、ソースなどにとろみをつけたり、フリットやカツレツ、ムニエルなどの衣に小麦粉が使われています。メインディッシュやサラダを組み合わせれば、グルテンフリーでも満足できます。

選ぶなら！

- ビーフステーキ、コンフィ、牛肉の赤ワイン煮、カルパッチョ、生ハム、ローストビーフ
- 魚介のグリル、魚介のブイヤベース、魚介のテリーヌ
- オムレツ、キッシュロレーヌ、エッグサラダ、魚介のマリネ
- ラタトゥイユ、野菜のテリーヌ、ニース風サラダ、バーニャカウダ、ポトフ
- リゾット、パエリア、ガレット

エスニック

点心の皮や麺類は小麦粉たっぷり。中華は、素材に小麦粉をつけて揚げたあとに調味する炒め物も多く、グルテンも植物油（酸化油脂）もたっぷり使ったメニューが多いので悩ましいところ。小麦だけでなく、油の使用量が少ないものを選ぶのもポイントです。

選ぶなら！

・焼肉、火鍋、ニラレバ、中華風刺身、焼き豚、サテ、タンドリーチキン
・青菜炒め、ヤムウンセン、生春巻き、ナムル
・トムヤムクン、サンラータンスープ、わかめスープ、サムゲタン
・フォー、ココナッツカレー、ガパオ、パッタイ、チリコンカン、インドカレー、おかゆ

コンビニエンスストア

できるだけ加工度の低いもの、酸化油脂や添加物が少ないものを選びましょう。

選ぶなら！

・カット野菜、海藻サラダ、蒸し鶏のサラダなどのサラダ（ノンオイルドレッシングで）
・焼き魚のパウチ、魚の缶詰、しらすのボイル、ほたてのボイル、蒸し鶏、ゆで卵、冷奴、納豆など
・おにぎり（マヨネーズや天ぷらなど油たっぷりの具のものは避ける）、納豆巻き、バナナ

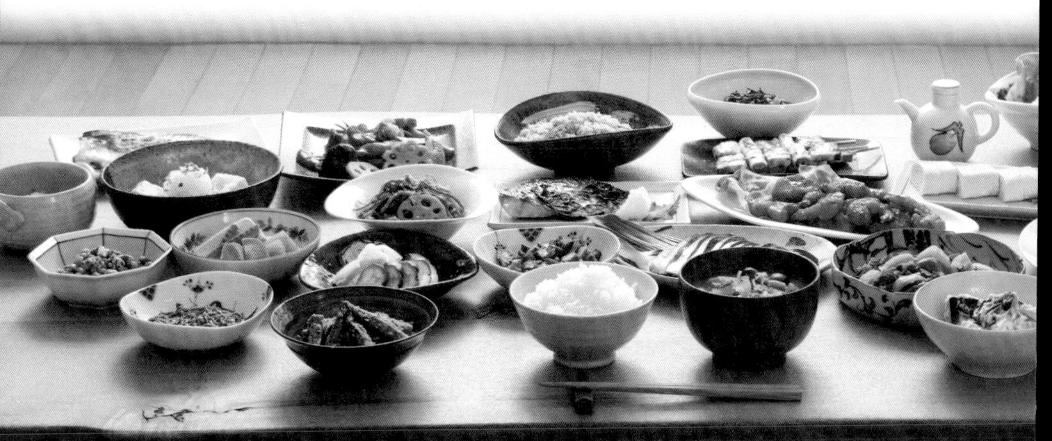

column

小麦はいつから悪者になったのか

「落穂拾い」という世界的に知られた名画があります。

刈り終わった畑で、農民が腰を曲げて小麦の穂を拾っているシーンが描かれている、フランスの画家、ジャン＝フランソワ・ミレーの代表作です。

この絵画は1856年から57年にかけて描かれたといわれていますが、小麦はとうもろこし、米と並んで、世界三大穀物として、人類が長きにわたって食べてきた食物です。

ところが現代では、グルテンフリーという小麦製品を食べない食事療法を、美容や健康のために実践する人が増えています。

「小麦製品は昔から食べられてきたものなのに、なぜよくないの？」と不思議に思われるかもしれませんね。

その原因の１つとされているのが、**小麦の品種改良**です。古代から自生していた小麦に比べ、現代の小麦は、より楽に生産が行えるよう、より多く収穫できるようにと品種改良が繰り返され、グリアジンとグルテニンの含有量、つまりグルテンが増えているといわれています。**自然とかけ離れた「不自然な食べ物」**が、現代病の原因なのかもしれません。

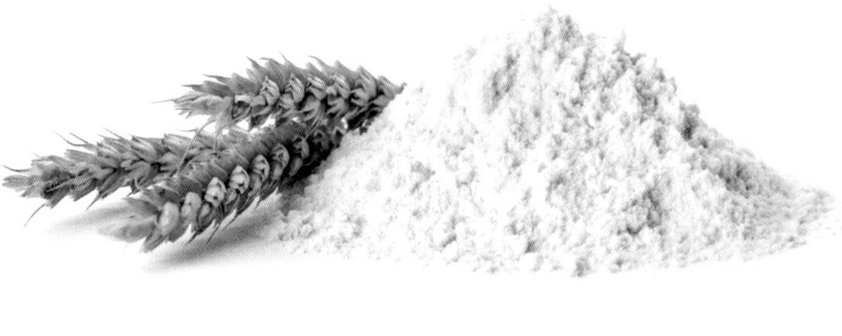

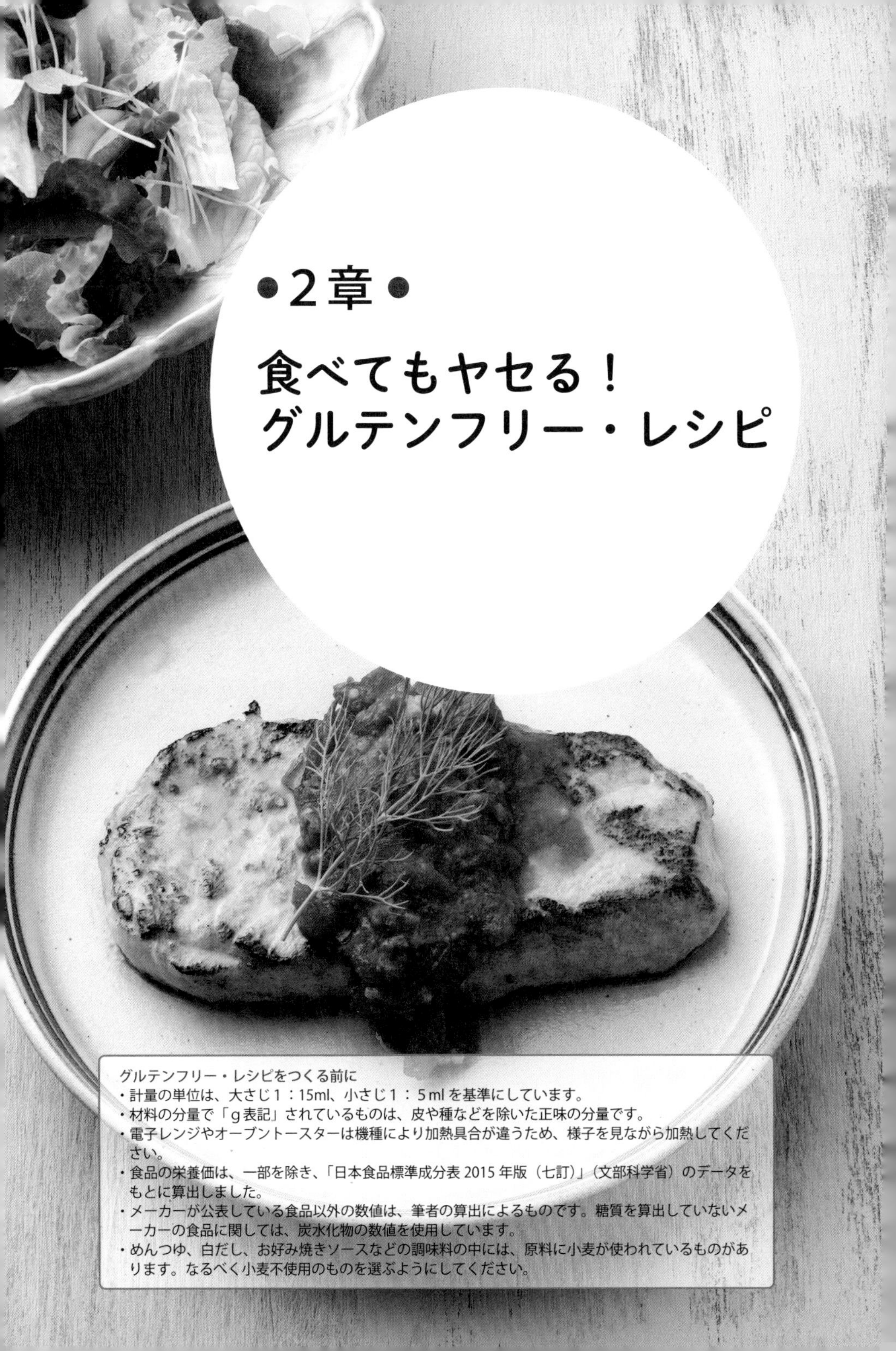

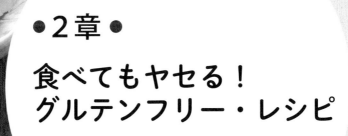

•2章•

食べてもヤセる！グルテンフリー・レシピ

グルテンフリー・レシピをつくる前に

- 計量の単位は、大さじ１：15ml、小さじ１：５ml を基準にしています。
- 材料の分量で「g 表記」されているものは、皮や種などを除いた正味の分量です。
- 電子レンジやオーブントースターは機種により加熱具合が違うため、様子を見ながら加熱してください。
- 食品の栄養価は、一部を除き、「日本食品標準成分表 2015 年版（七訂）」（文部科学省）のデータをもとに算出しました。
- メーカーが公表している食品以外の数値は、筆者の算出によるものです。糖質を算出していないメーカーの食品に関しては、炭水化物の数値を使用しています。
- めんつゆ、白だし、お好み焼きソースなどの調味料の中には、原料に小麦が使われているものがあります。なるべく小麦不使用のものを選ぶようにしてください。

しらたきといかのたらこパスタ風

グルテンフリー＆低カロリーのしらたきなら、
和風パスタの味わいを罪悪感なく楽しめます

エネルギー
149kcal
1食分
1.1g
糖質

材　料（1食分）

しらたき：100g
いかソーメン（刺身用）：80g
A［たらこ（ほぐして）：30g
　オリーブオイル：小さじ1
焼きのり（細切り）：適量

作り方

1. しらたきは食べやすい長さに切り、熱湯でゆでて臭みを取り、水気を切っておく。同じ湯で、いかをサッとゆでてざるにあげ、水気を切っておく。
2. フライパンに1とAを入れて火にかけ、たらこが白っぽくなり火が通るまで、全体を和えるように炒める。
3. 器に盛り付け、焼きのりをトッピングする。

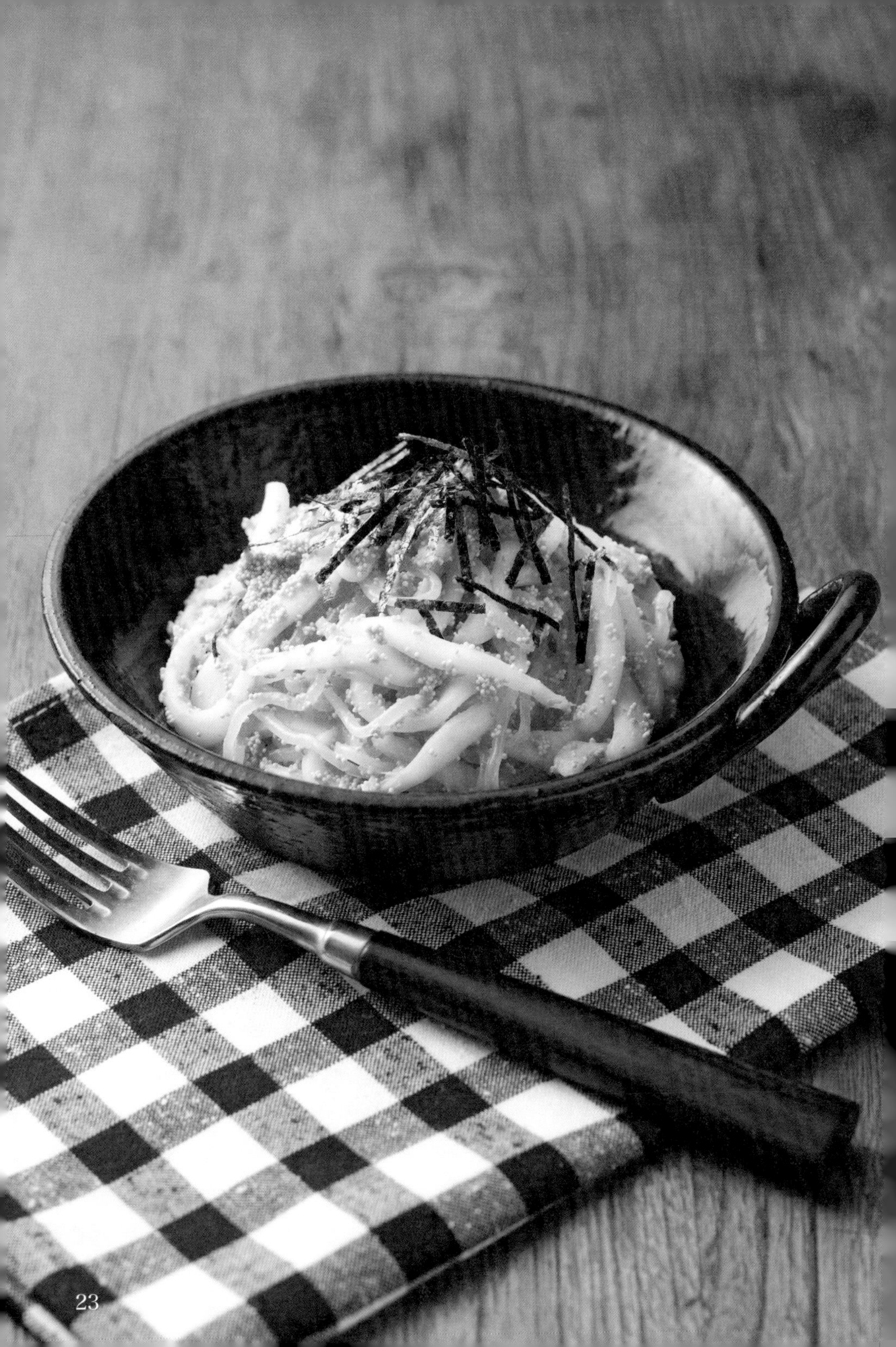

油あげのピタパン風

油あげをポケットパンにして野菜とハムをはさめば、
味わいはまるでピタパン

エネルギー
210kcal
1個分
1.4g
糖質

材　料（2個分）

油あげ：1枚（70g）
サニーレタス：小2枚
きゅうり（斜め薄切り）：6枚
無塩せきハム：6枚
和がらし：少々

作り方

1. 油あげは熱湯でゆでて油抜きをし、表面の水気を拭き取り、半分に切って袋状に開いておく。
2. きゅうりに塩（分量外）をまぶし、下味をつけておく。ハムを2枚ずつ重ね、間に和がらしを塗って、4等分しておく。
3. 1の油あげに、レタス、2のきゅうりとハムを詰め、器に盛り付ける。

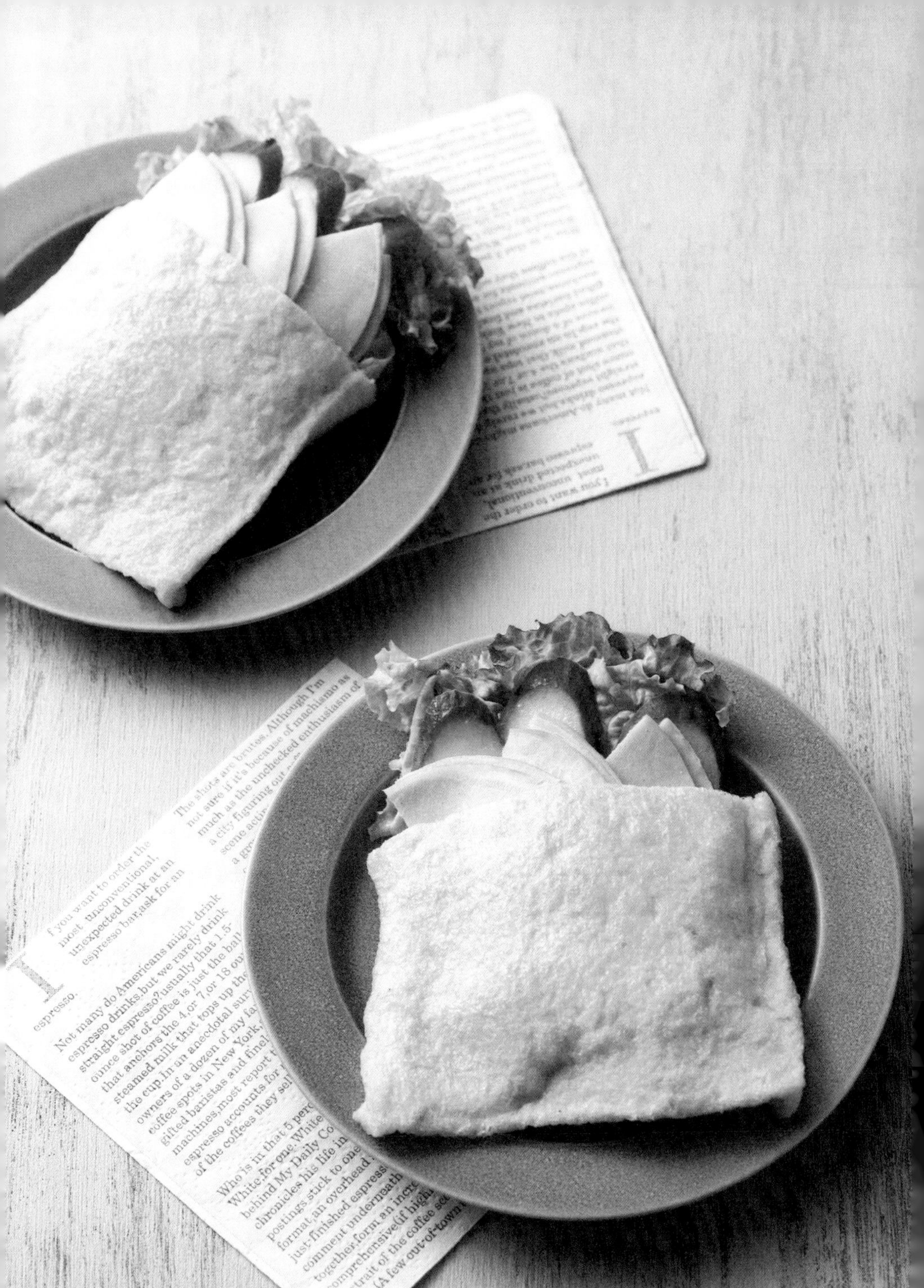
I
f you want to order the
most unconventional,
unexpected drink at an
espresso bar,ask for an
espresso.
Not many do Americans might drink
espresso drinks,but we rarely drink
straight espresso?usually that 1.5-
ounce shot of coffee is just the
that anchors the 4,or 7,or 18
steamed milk that tops up
the cup.In an anecdotal
owners of a dozen of my
coffee spots in New York,
gifted baristas and
machines,most report
espresso accounts for
of the coffees they
Who is in that 5
White,for one. White
behind My Daily
chronicles his life in
postings,stick to one
format,an overhead
just-finished
comment underneath
together,form an
comprehensive(if
portrait of the coffee
York.(A few out-of-town
The shots are brutes. Although I'm
not sure if it's because of machismo as
much as the unchecked enthusiasm of
a city figuring out
scene

油あげのピザ　ツナピーマン

糖質ゼロに近い油あげは、しっかり油抜きをすれば
サクサクピザ生地に大変身！

エネルギー
229kcal
1枚分
3.9g
糖質

材　料（1枚分）

油あげ：1/2枚（35g）

A
- ピザ用チーズ：20g
- 玉ねぎ（薄切り）：5g
- ツナ缶（ノンオイル・汁気を軽く絞る）：小1/2缶（20g）
- トマトケチャップ：小さじ1
- ピーマン（輪切り）：3枚

天然塩：少々
黒粒こしょう：少々

作り方

1. 油あげは熱湯でゆでて油抜きをし、表面の水気を拭き取り、半分に切る。
2. 1にAの具材をトッピングし、天然塩、黒粒こしょうをふりかけ、オーブントースターでチーズが溶けるまで焼く。

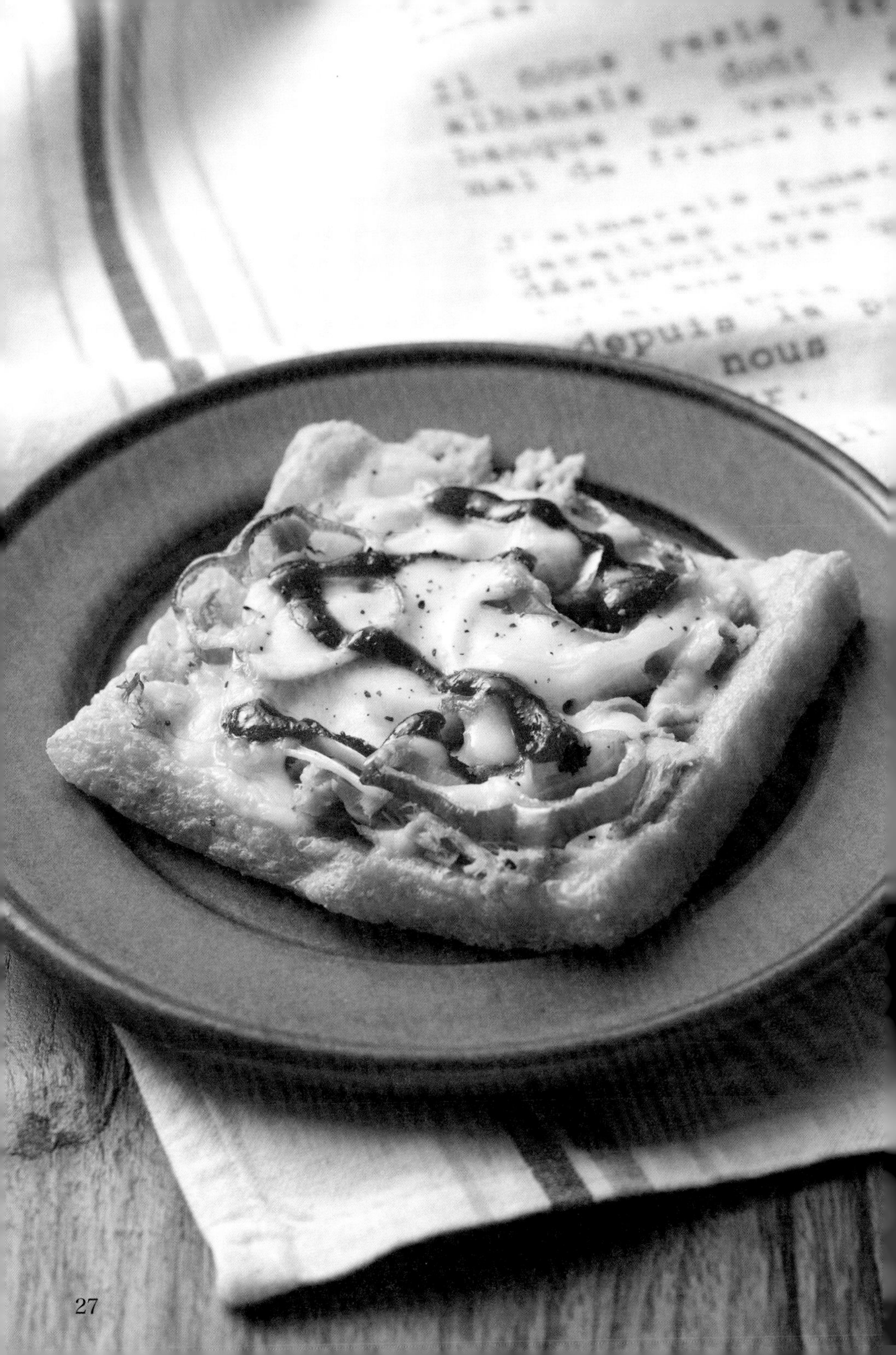
depuis
nous

ほたてと野菜のリゾット風 温泉卵を添えて

ご飯代わりのカリフラワーライスと、野菜のつぶつぶ食感で、
低カロリーでも大満足のメニュー

エネルギー
241kcal
1食分
9.9g
糖質

材　料 （1食分）

☆カリフラワーライス：50g

A
- トマト（中）：1/2個
- 玉ねぎ：30g
- アスパラガス：１本
- しいたけ：１枚

B
- 水：100ml
- ほたて貝柱水煮缶（汁ごと）：70ｇ
- コンソメの素（顆粒）：５g

C
- 温泉卵：１個
- 青のり：小さじ1/2
- エキストラバージン
オリーブオイル：小さじ１
- 粗びき黒こしょう：少々

作り方

1. Ａの野菜ときのこは１㎝程度の大きさに切り揃えておく。
2. 鍋にＢと1を入れて火にかけ、沸騰したらカリフラワーライスを入れて１分ほど強火で煮詰める。
3. 器に盛り付け、Ｃをトッピングする。

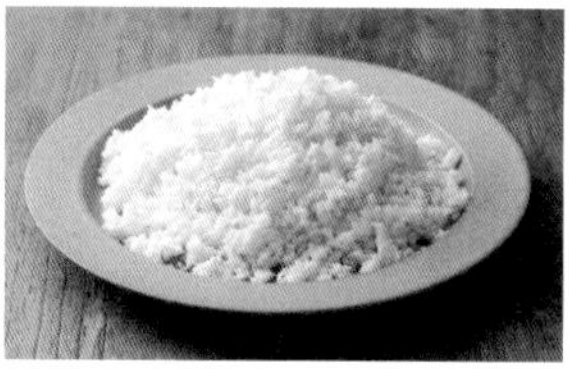

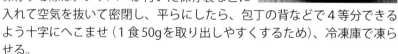

☆カリフラワーライスの作り方

カリフラワー小１個（200g）を適当な大きさに切って、フードプロセッサーにかける。
保存する際は、ジッパーが付いた保存袋などに入れて空気を抜いて密閉し、平らにしたら、包丁の背などで４等分できるよう十字にへこませ（１食50gを取り出しやすくするため）、冷凍庫で凍らせる。

※冷凍のカリフラワーライスも市販されています。

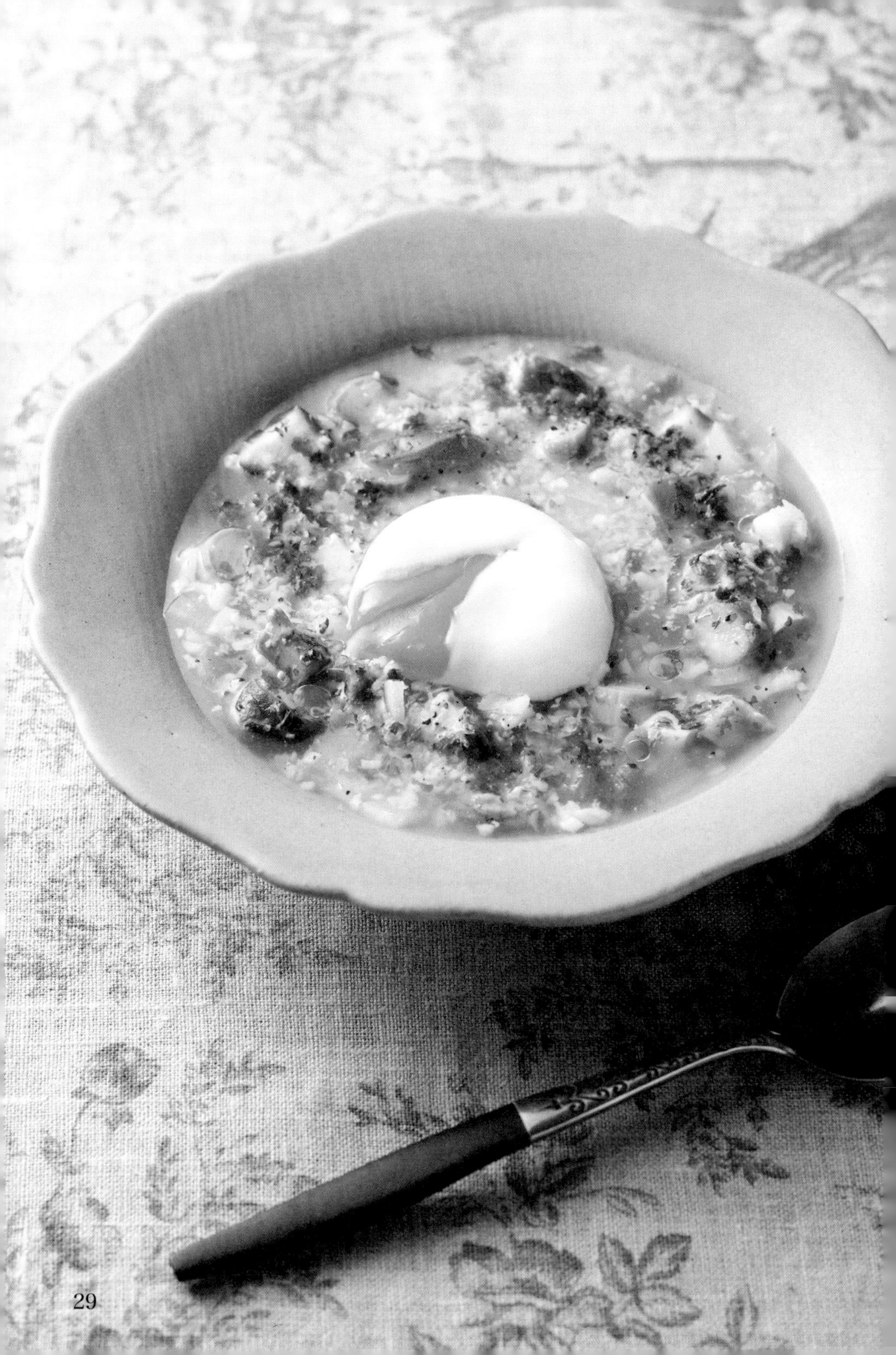

カリフラワーとキヌアのご飯の手巻き寿司風

カリフラワーライスをベースに、
魚介や野菜を手巻き寿司風にアレンジ

エネルギー
228kcal
1食分
11.5g
糖質

材　料（1食分）

木綿豆腐（水切りしたもの）：50g
☆カリフラワーライス：50g（28ページ参照）

A
- キヌア：大さじ1
- 水：100ml

B
- 酢：小さじ1
- 天然塩：少々

わさび醤油：適量

刺身や野菜（お好みでＯＫ）

C
- マグロ（刺身用）：5切れ
- イカ（刺身用・細切り）：25g
- たこ（ボイル）：30g
- きゅうり（細切り）：50g
- ブロッコリースプラウト：1/2パック

焼きのり（6等分）：2枚分

作り方

① 木綿豆腐はキッチンペーパーなどで包んで、冷蔵庫で半日〜1日おき、しっかり水気を切っておく。

② Aを小鍋に入れて火にかけ、沸騰したら弱火にし、水気がなくなるまで火を通し、粗熱をとっておく。

③ Cの刺身や野菜など好みの具材を器に盛り付けておく。

④ ②とカリフラワーライス、木綿豆腐をボウルに入れ、木綿豆腐を細かく崩すように全体を合わせ、Bを加えてさらに混ぜ合わせ、器に盛り付ける。

⑤ わさび醤油を添え、焼きのりで③と④を巻きながらいただく。

［ポイント］
水切り豆腐をまとめて準備しておけば、「ちりめんじゃことザーサイの豆腐チャーハン」（32ページ）でも使い回せます。

※水切り豆腐も市販されています。

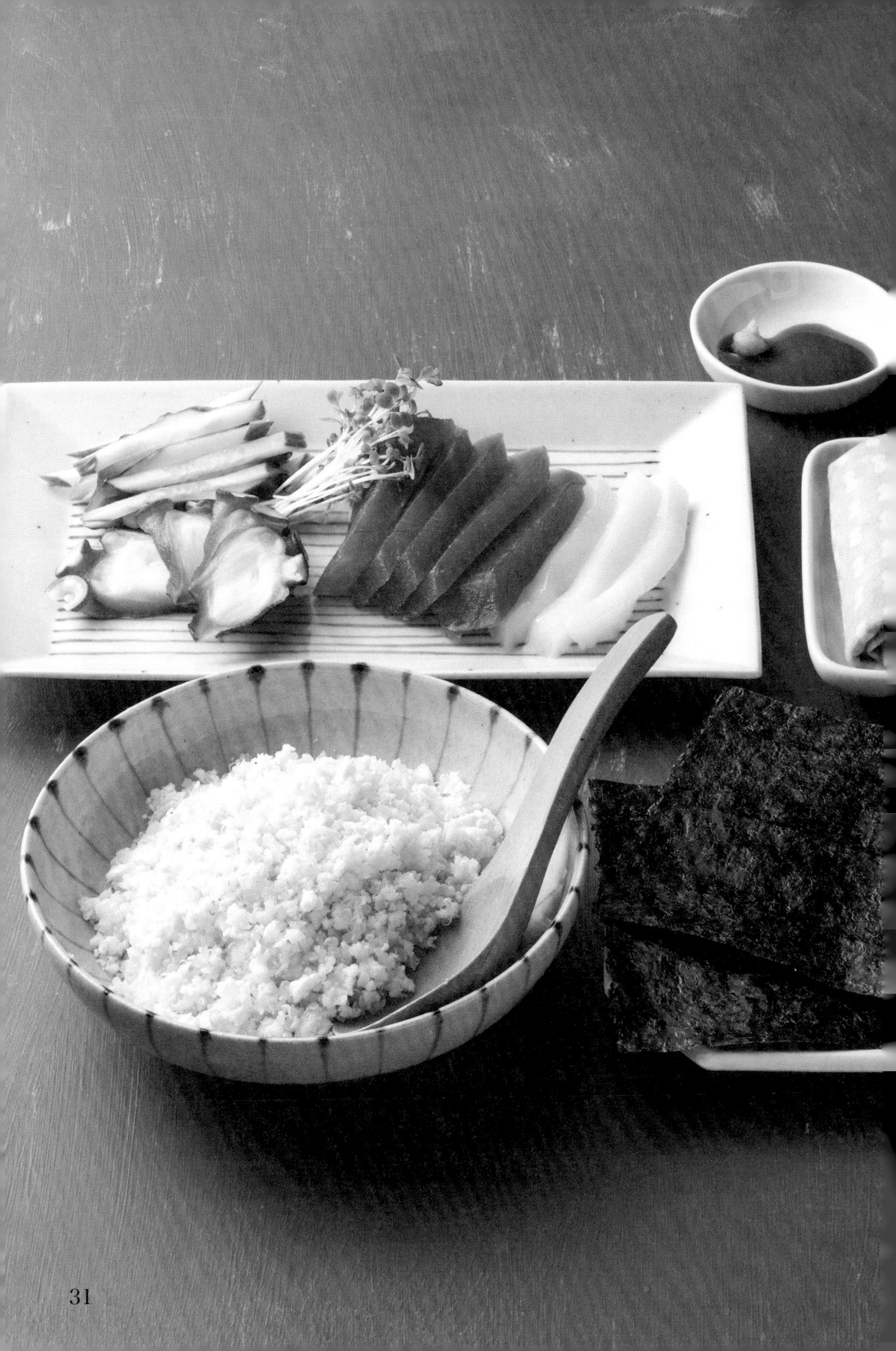

ちりめんじゃことザーサイの豆腐チャーハン

豆腐をご飯に見立て、ザーサイとちりめんじゃこで
手軽に本格的なチャーハンが完成

エネルギー
159kcal
1食分
2.7g
糖質

材　料（1食分）

木綿豆腐（水切りしたもの）：100g

A
- 味付きザーサイ（粗みじん切り）：20g
- ちりめんじゃこ：10g
- ごま：小さじ1

鶏ガラスープの素（顆粒）：適量
細ねぎ（小口切り）：1本
オリーブオイル：小さじ1

作り方

1. フライパンを熱し、オリーブオイルをなじませたら、木綿豆腐を木べらなどで粗く崩しながら入れ、Aを加えて全体を合わせるように炒める。
2. 細ねぎを加え、ザーサイの塩味をみながら鶏ガラスープの素で味をととのえる。

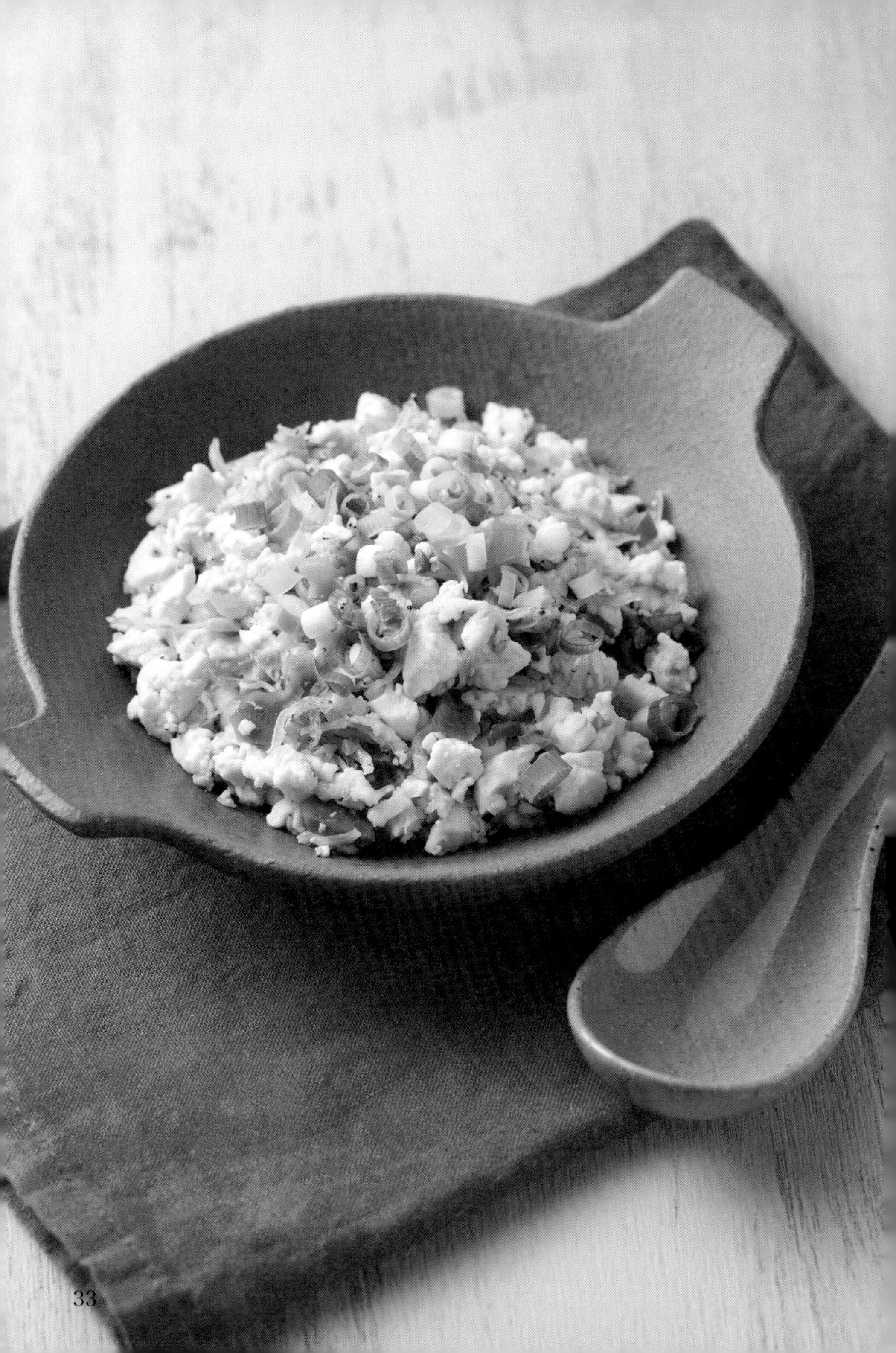

キャベツたっぷりお好み焼き風

目玉焼きの生地でたっぷりキャベツをサンド。
ヘルシーでさっぱりしたお好み焼きです

エネルギー
146kcal
1食分
6.5g
糖質

材料（1食分）

卵：2個
A［キャベツ（千切り）：100g
　 かつお節：1パック（3g）
パルメザンチーズ：大さじ1/2
B［お好み焼きソース：小さじ1
　 めんつゆ（3倍濃縮）：小さじ1
C［干し桜海老：大さじ1弱
　 青のり：適量
オリーブオイル：小さじ2

作り方

1. フライパンを熱し、オリーブオイルを分量の半分（小さじ1）入れてなじませ、卵を割り入れる。黄身を壊しながら丸く広げ、弱火にして半熟程度に火を通し、皿に取り出しておく。
2. 1と同様に目玉焼きを作り、半熟程度に火を通したら、合わせておいたAを軽く握ってひとかたまりにして目玉焼きの中央にのせる。
3. 2の上にパルメザンチーズをふりかけたら、1の目玉焼きをのせ、フライ返しなどで押しつぶしながら丸く成形し、蓋をして1分ほど蒸し焼きにする。
4. 器に盛り付け、合わせておいたBのソースを塗り、Cをトッピングする。

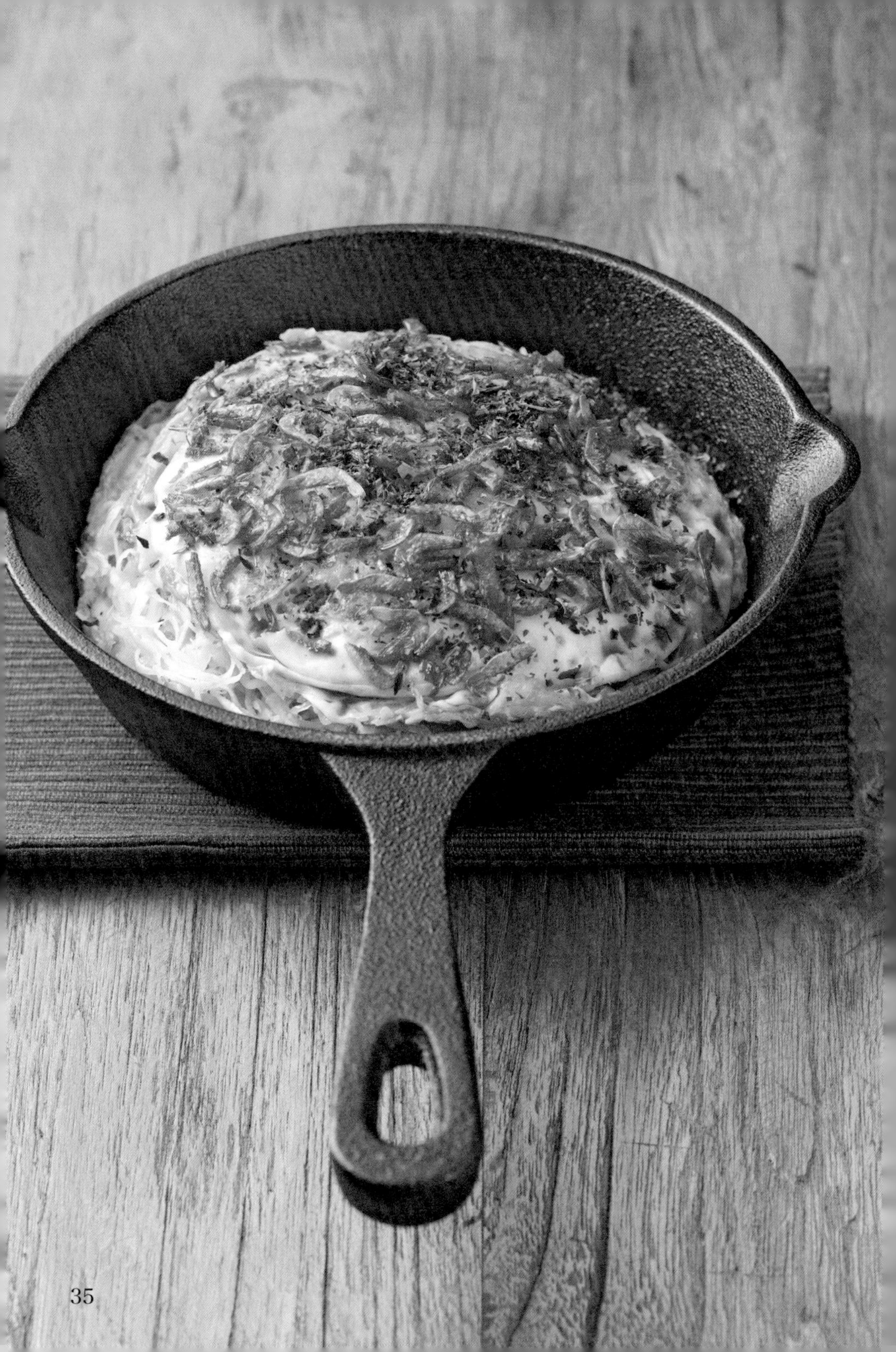

鶏肉とふんわり卵のカレーうどん風

スパイシーなカレーの香りに、しらたきのツルツル感、
ふんわり卵、鶏もも肉の食感が好相性

エネルギー
376kcal
1食分
9.7g
糖質

材　料（1食分）

鶏もも肉（皮なし）：100g

A
- 白だし：小さじ1
- 日本酒：小さじ1
- 天然塩：ひとつまみ

しらたき：100g
油あげ：1/3 枚
ほうれん草：２本分

B
- しいたけ：１枚
- 水：230ml
- めんつゆ（３倍濃縮）：大さじ1
- 和風だし（顆粒）：小さじ1

C
- カレー粉：小さじ1
- 片栗粉：小さじ1
- 水：大さじ 1/2

溶き卵：１個分
天然塩：少々
一味唐辛子：適量

作り方

1. 鶏もも肉は余分な油や筋を取り除きながら一口大に切り、Aと合わせ、半日～1日ほど漬け込んで下味をつける。小鍋に入れて、水（分量外）を浸る程度入れて火にかけ、沸騰したら吹きこぼれないよう火加減を調整しながら1分ほど下ゆでしておく。
2. しらたきは熱湯でゆでて臭みを取り、水気を切っておく。油あげは油抜きをして、食べやすい大きさに切っておく。ほうれん草は食べやすい大きさに切って熱湯でゆで、水気をしっかり絞っておく。
3. 鍋にBと1、2を入れて火にかけ、沸騰したら中火にして1分ほど煮て、合わせておいたCを回し入れる。とろみがついたら溶き卵を回し入れ、好みの硬さになったら火を止める。
4. 天然塩で味をととのえ、一味唐辛子で好みの辛味に調整する。

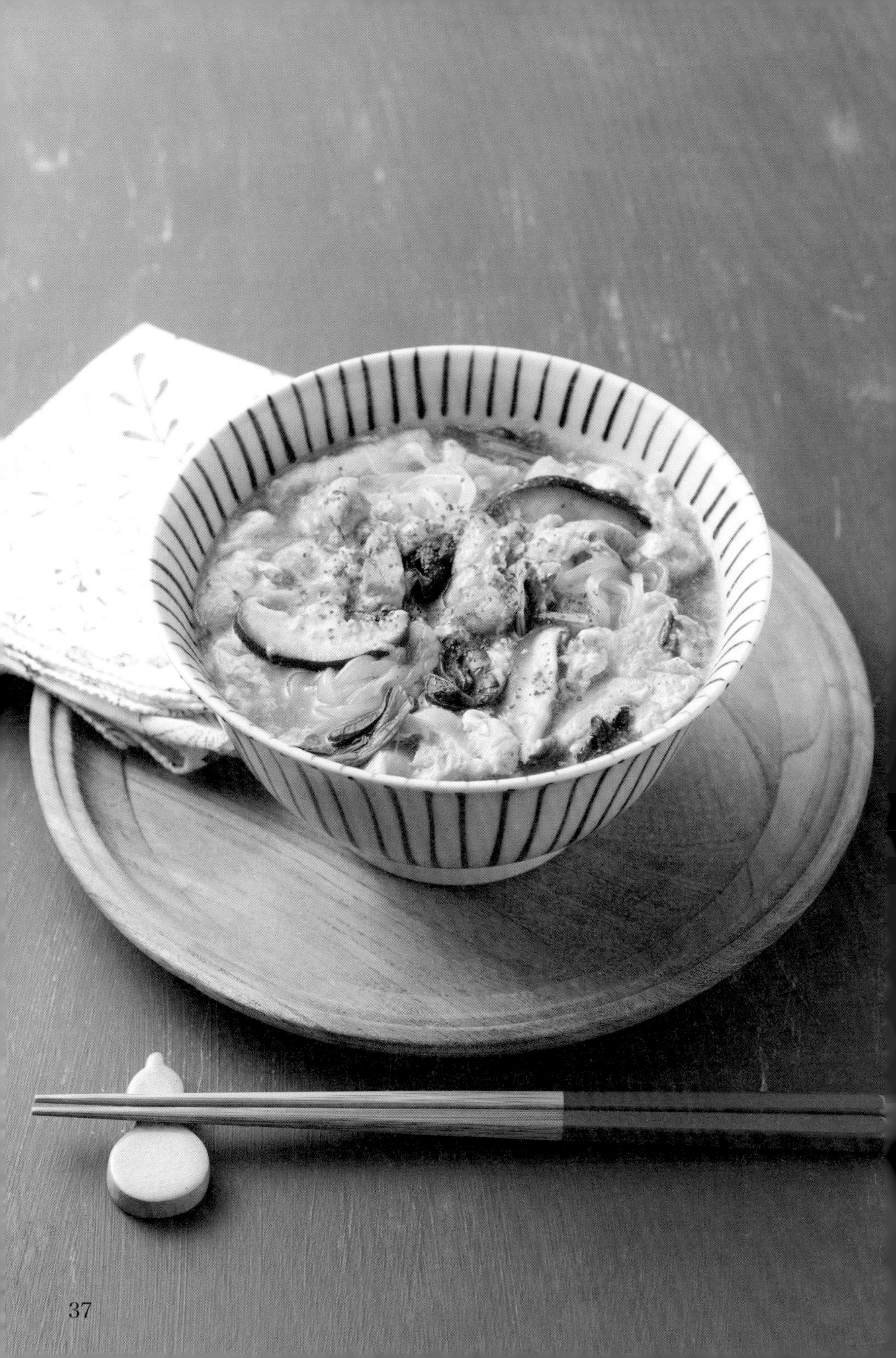

大豆もやしのラーメン風

ボリュームたっぷりの大豆もやしのシャキシャキ食感を味わう、
低カロリー＆低糖質のラーメン

エネルギー
202kcal
1食分
3.3g
糖質

材　料（1食分）

大豆もやし：1/2パック（100g）
ラーメンスープ：1食分
水：300ml
A
- ゆで卵：1個
- 無塩せきハム：1枚
- メンマ：20g
- こしょう：適宜

作り方

1. 大豆もやしは熱湯でゆでて、水気を切っておく。
2. 鍋に1と水を入れ、火にかけ、沸騰したらラーメンスープを入れて火を止める。
3. 器に盛り付け、Aをトッピングする。

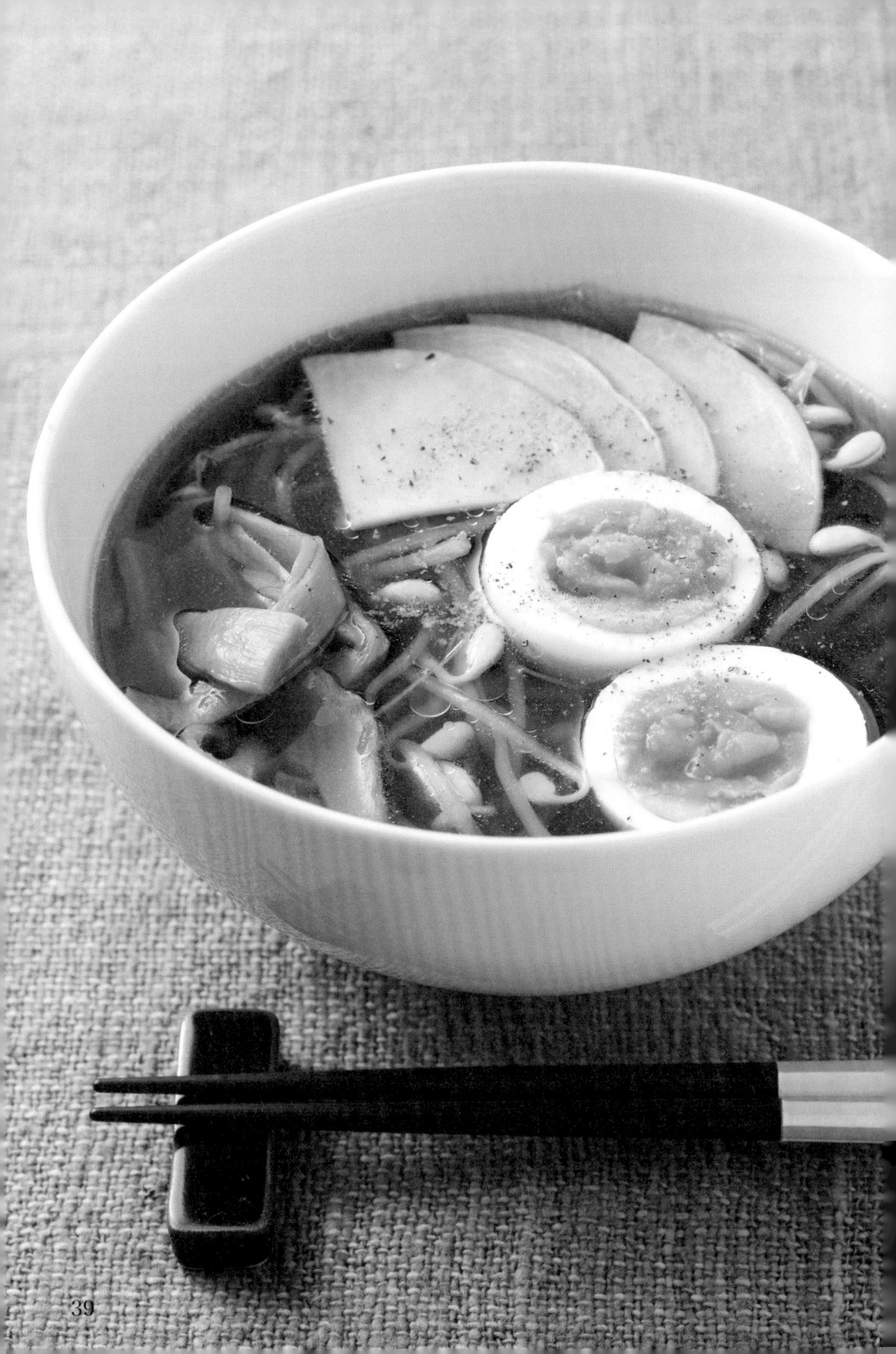

ソーセージとピーマンのケークサレ風

ソーセージのうま味とピーマンの風味がアクセント。
食物繊維たっぷりのおからで満腹感も◎

エネルギー
52kcal
1/6枚分
1.2g
糖質

材　料（内径12㎝×7㎝の270ml容器1個分）

おから（生）：50g
溶き卵：1個分
ベーキングパウダー（アルミニウムフリー）：小さじ1/2
無塩せきソーセージ（5㎜厚さの輪切り）：50g
ピーマン（5㎜角切り）：1/2個分
玉ねぎ（粗みじん切り）：20g
アガベシロップ：小さじ1/2

作り方

1. レンジ対応の容器の内側に、オリーブオイル（分量外）を塗っておく。
2. 材料を混ぜ合わせ、生地を流し込み、容器を持ち上げてトントンと下に叩きつけ、生地の中の空気を抜く。
3. 2にラップをして電子レンジ（500W）で3分ほど加熱し、火を通す。

［**ポイント**］
粗熱をとって温かいうちにいただいても、冷ましていただいてもおいしいです。

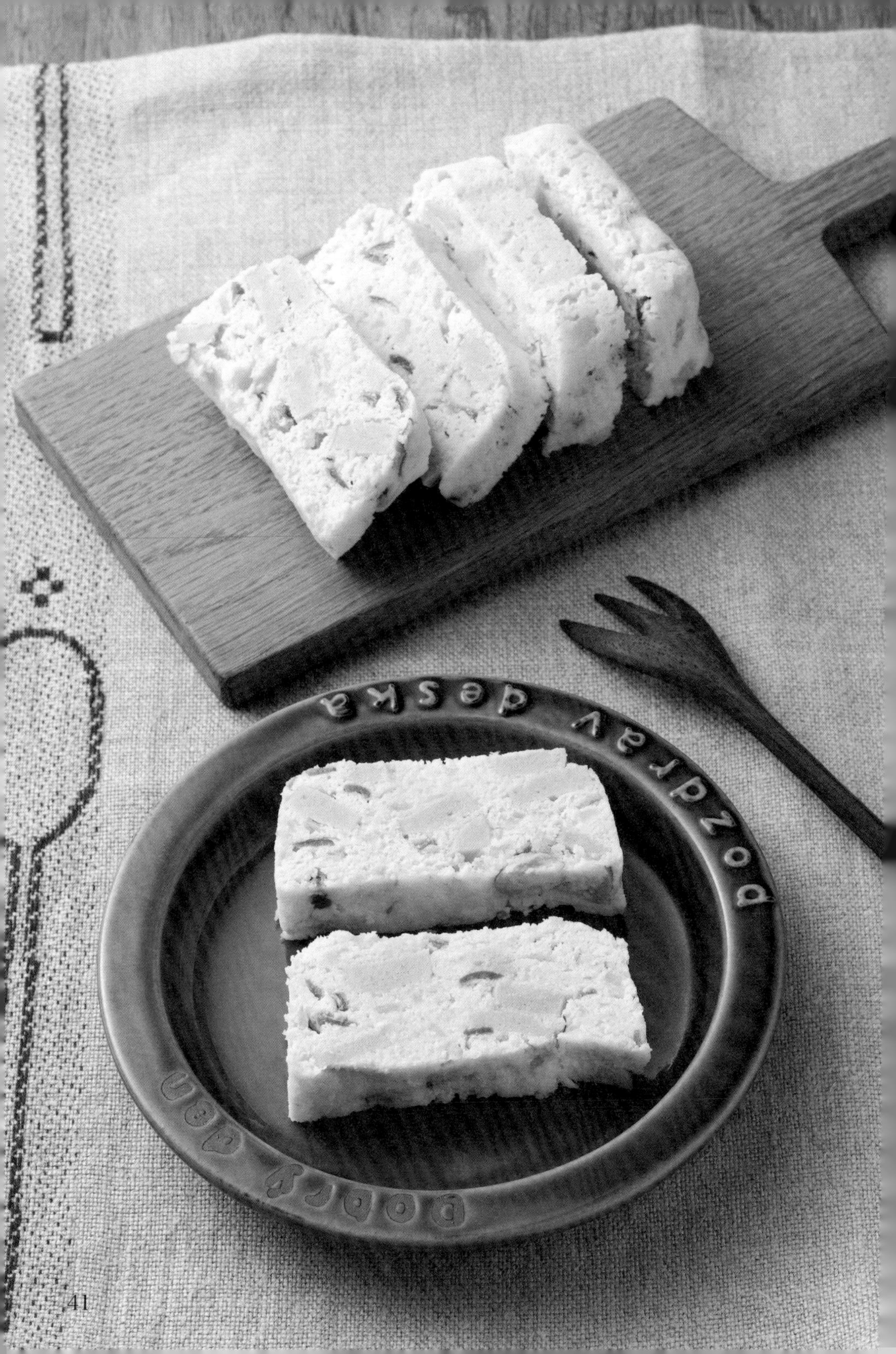
pozdrav deska

アジの香草焼き

うま味と塩味が利いたパルメザンチーズを衣に、
刺身用の新鮮なアジにサッと火を通すだけ！

エネルギー
104kcal
1食分
1.6g
糖質

材　料（1食分）

アジ（刺身用）：3枚おろしの身2枚分（60g）
A［パルメザンチーズ：大さじ1/2強
　 ガーリック（乾燥、粗挽き）：少々
黒こしょう：少々
大葉：2枚

作り方

1. アジの表面にAをまぶし、魚焼きグリルで、チーズがこんがり焼けるまで1～2分火を通す。
2. 器に大葉を敷き、その上にアジをのせ、黒こしょうをトッピングする。

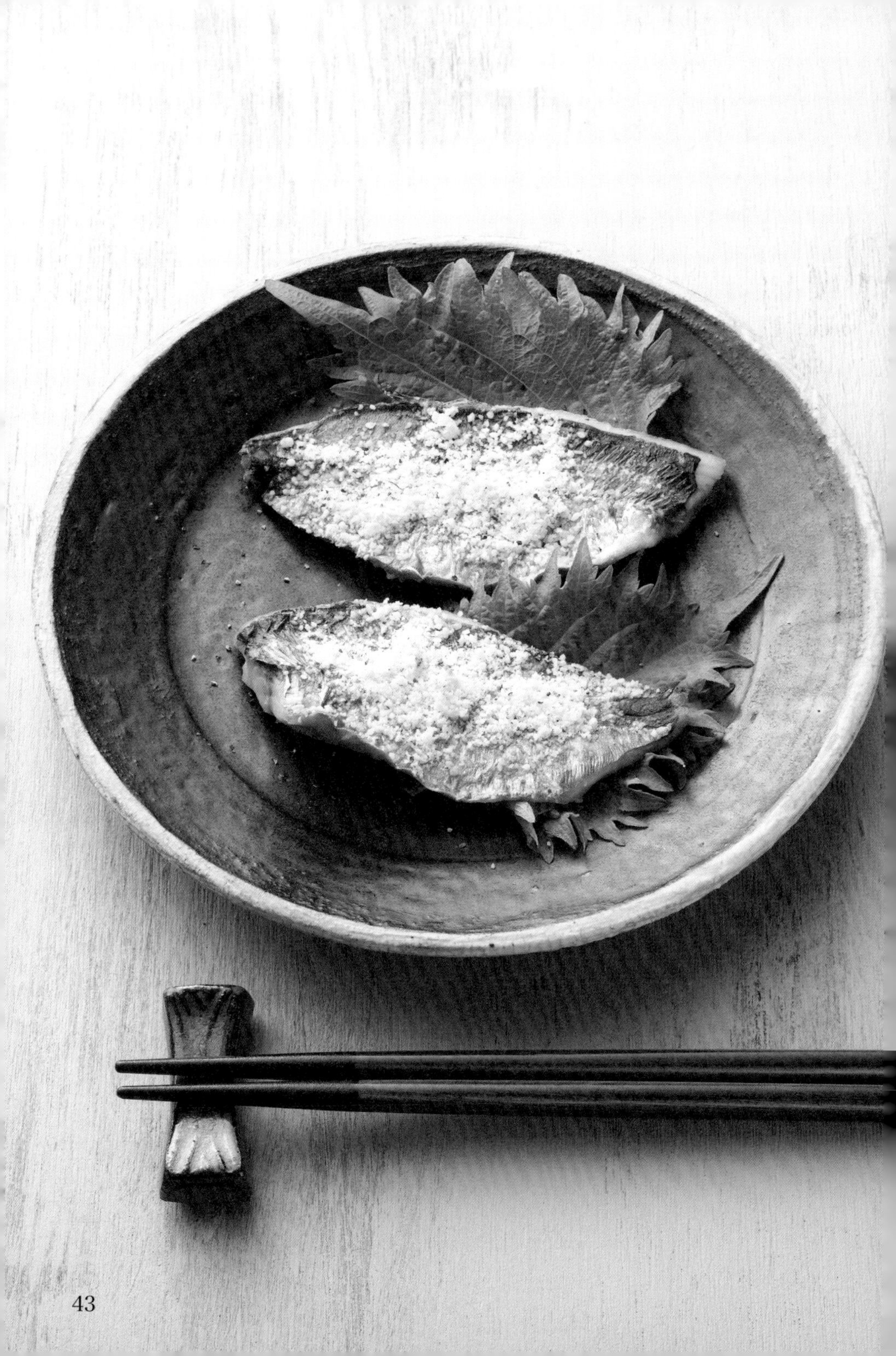

塩漬け鶏ささみのボリュームサラダ カリカリ湯葉クルトン

カリカリの湯葉とともに楽しむ、塩漬けささみを使った
野菜たっぷりのボリュームサラダ

エネルギー
214kcal
1食分
6.4g
糖質

材料 （1食分）

鶏ささみ肉：２本（100g）

A
- 天然塩：１g
- 本みりん：小さじ１
- 日本酒：大さじ１

B
- サニーレタス：２枚
- ブロッコリースプラウト：１パック
- パプリカ（赤）：1/4個

しめじ：1/2パック

C
- えごま油：小さじ１
- 酢：小さじ１
- めんつゆ（３倍濃縮）：小さじ１

乾燥ゆば：適量

作り方

1. 鶏ささみとＡをビニール袋に入れ、空気を抜いて口を閉じ、冷蔵庫で１～２日おいておく。
2. 1のささみと水（分量外）を小鍋に入れて火にかけ、沸騰したら弱火で２～３分煮て火を止める。蓋をしてそのまま冷ましたら表面の水気をしっかり拭き取り、一口大にさいておく。
3. しめじは石づきを取ってほぐし、電子レンジ（500W）で２分程度加熱し、粗熱をとっておく。
4. 食べやすい大きさに切ったＢの野菜を盛り付け、2のささみをトッピングする。
5. 合わせておいたＣをまわしかけ、乾燥ゆばをくずしながら全体にふりかける。

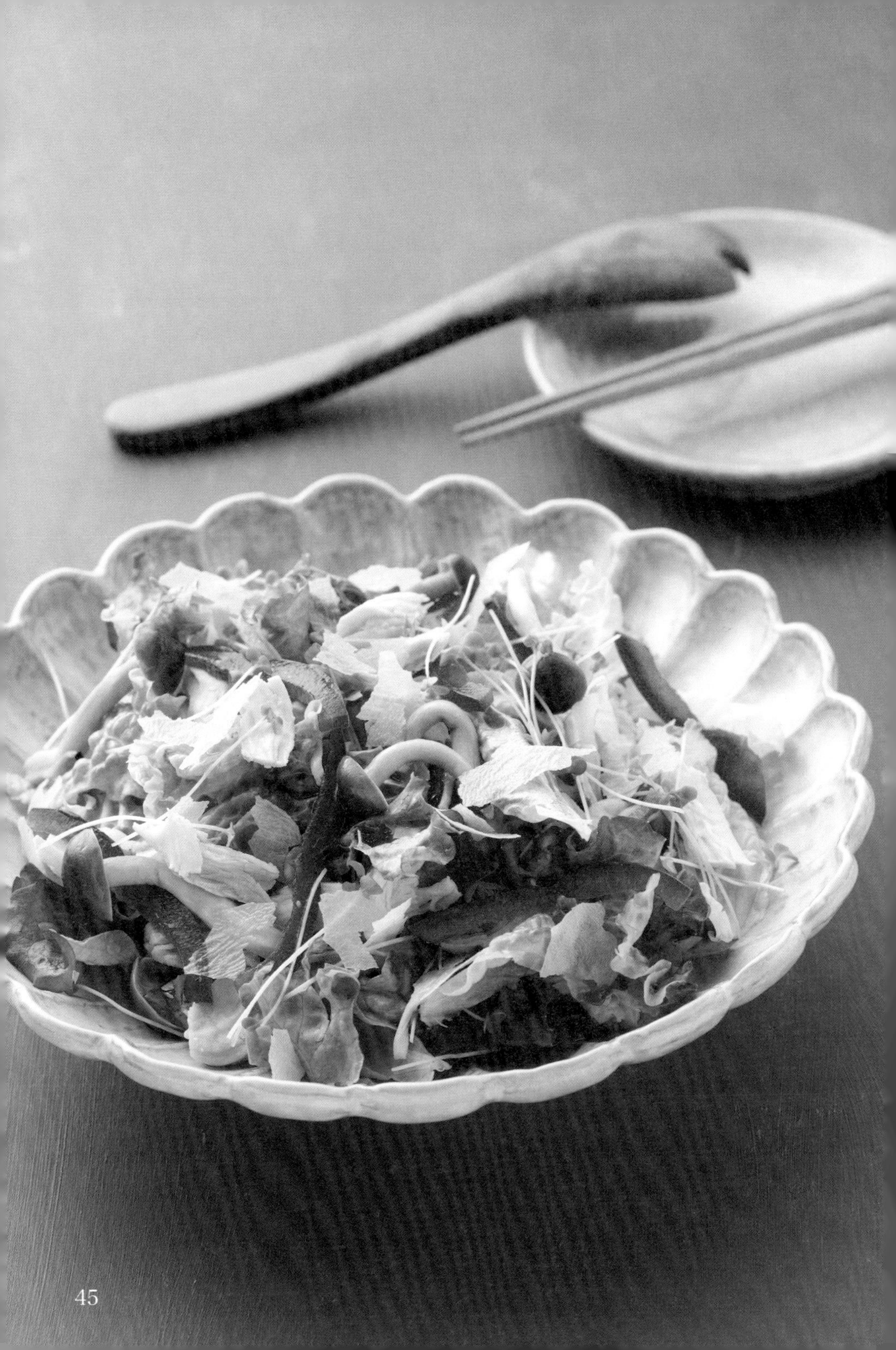

魚介と野菜の塩麹グリル

発酵調味料でヘルシー＆簡単に味付け。
魚焼きグリルで手軽においしくノンオイル調理

エネルギー
346kcal
1食分
19.1g
糖質

材　料（1食分）

魚介や野菜（お好みでOK）

A
- すずき（切り身）：1切れ（100g）
- ほたて貝柱（刺身用）：3個

B
- なす（小）：1個
- ピーマン：1個
- エリンギ：1本
- ミニトマト：3個

塩麹（ペースト）：小さじ4

天然塩：少々

C
- エキストラバージンオリーブオイル：小さじ1
- パプリカパウダー：適量

作り方

1. Aと塩麹の半量、天然塩少々をビニール袋に入れて合わせる。空気を抜いてビニール袋の口を閉じ、冷蔵庫で半日ほどおいておく。
2. Bのなす、ピーマン、エリンギは縦半分に切ってへたやわたを除き、ミニトマトと一緒に塩麹の半量、天然塩少々をビニール袋に入れて合わせる。空気を抜いてビニール袋の口を閉じ、冷蔵庫で半日ほどおいておく。
3. 1と2を魚焼きグリルに並べ、中火～強火で、両面を焼いて火を通す。
4. 器に盛り付け、Cをトッピングする。

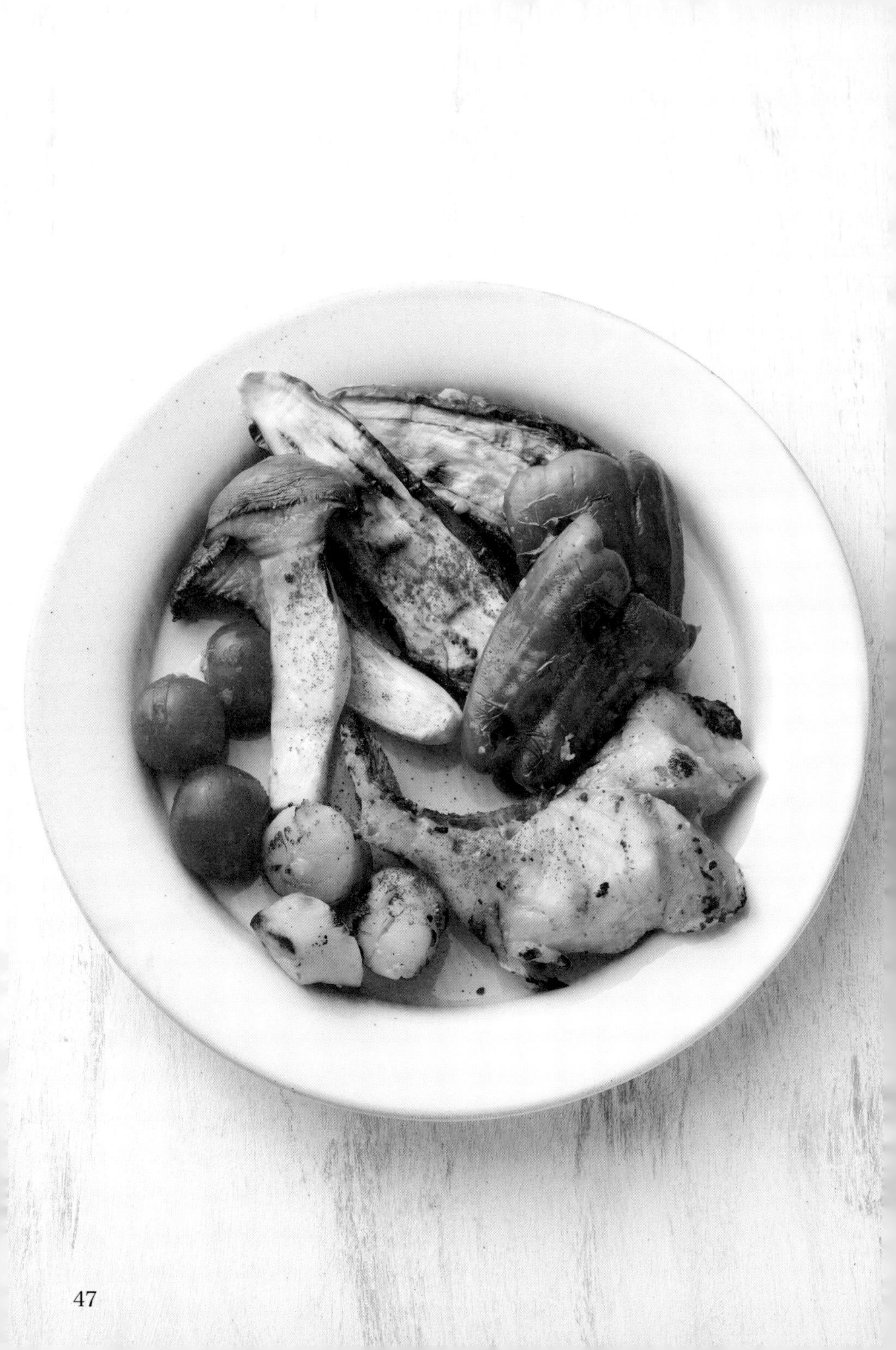

豚肉とまいたけ、ほうれん草の濃厚ごま豆乳煮込み

ごまたっぷりの豆乳仕立ての味で、豚肉、きのこ、
ほうれん草をいただく「食べるスープ」

エネルギー
441kcal
1食分
11.0g
糖質

材料（1食分）

豚もも肉（薄切り）：100g
まいたけ：80g
ほうれん草：100g
ブロッコリー：50g
練りごま：大さじ1
いりごま：大さじ1
豆乳：200ml
コンソメの素（顆粒）：5g
天然塩：少々

作り方

1 豚もも肉はゆでて、水気をしっかり拭き取り、食べやすい大きさに切っておく。
2 ほうれん草は食べやすい長さに切って熱湯でゆで、水気をしっかり絞っておく。ブロッコリーも一口大に切って熱湯でゆでておく。まいたけは食べやすい大きさにほぐしておく。
3 鍋に練りごまと豆乳を少々入れて、練りごまをなめらかにのばしたら、残りの豆乳とコンソメの素、1の豚肉、2のまいたけを加え、火にかける。沸騰したら中火で豆乳が半量になるまで3分ほど煮詰める。
4 2のほうれん草とブロッコリーを加えて、全体を合わせ、天然塩で味をととのえる。
5 器に盛り付け、いりごまをトッピングする。

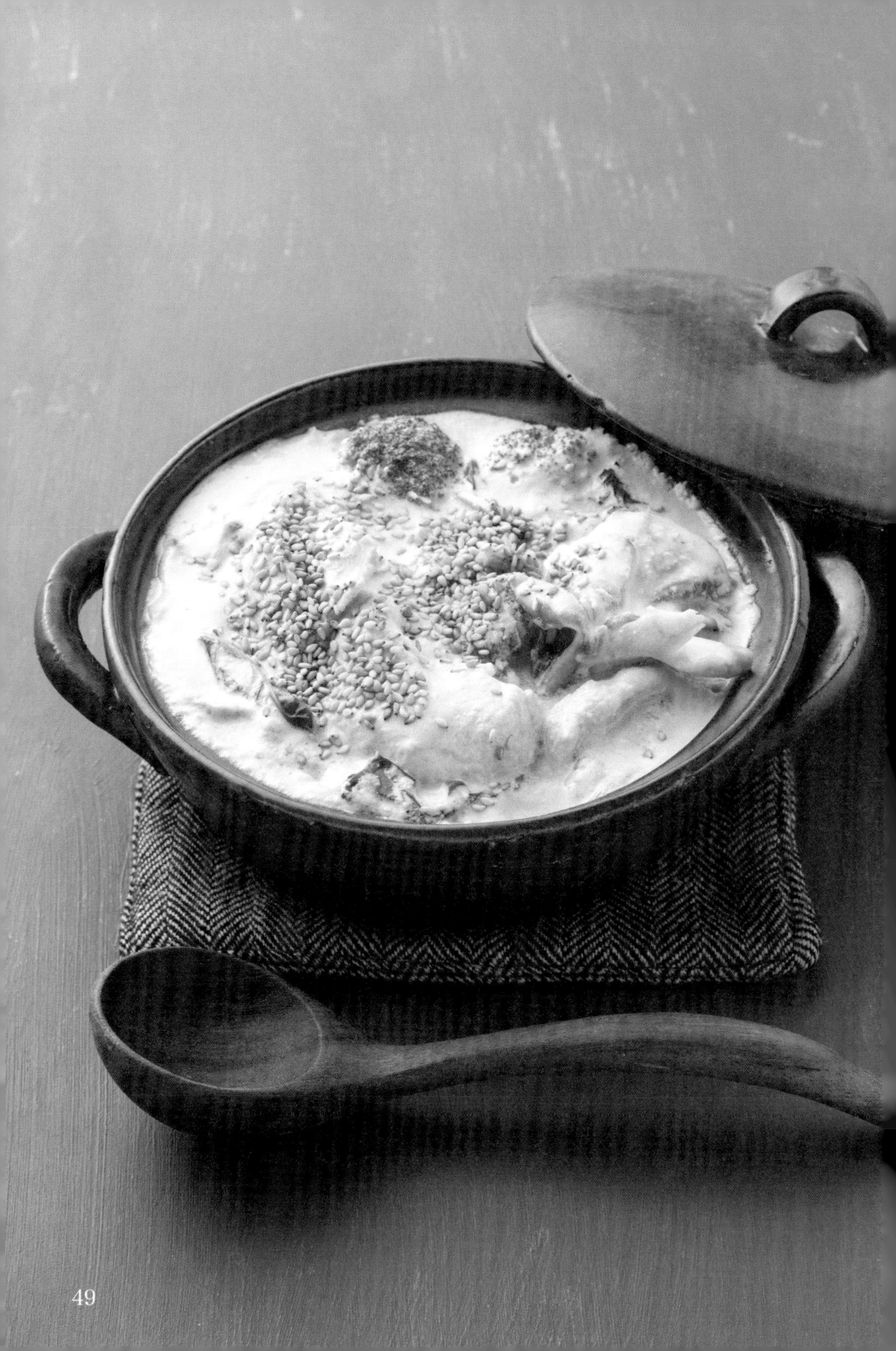

スパイス香る野菜とサバのカレー煮込み

スパイスを効かせた本格的な味で、
たっぷりの野菜とサバのうま味を堪能

エネルギー
342kcal
1食分
9.6g
糖質

材　料（1食分）

A
- サバ水煮缶（身のみ使用）：1缶（120g）
- カットトマト（紙パック）：100ml
- 水：100ml
- カレーミックス粉：小さじ1
- カルダモン（粒・つぶしたもの）：2粒分
- クミン（粒）：少々
- ガーリックパウダー：少々
- 黒粒こしょう：少々
- コンソメの素（顆粒）：5g

ブロッコリー：3房
なす：小1本
玉ねぎ：20g

B
- チリパウダー：適量
- 天然塩：少々

エキストラバージンオリーブオイル：小さじ1

作り方

1. 小鍋にAを入れ、一口大の大きさに切ったなす、玉ねぎとブロッコリーを入れて火にかける。
2. 沸騰したら弱火にして3分ほど煮込み、Bを加えて塩味と辛味をととのえる。
3. 器に盛り付け、エキストラバージオリーブオイルをまわしかける。

青春新書 INTELLIGENCE　こころ涌き立つ「知」の冒険

青春新書インテリジェンス

60歳からの前向き人生のすすめ 弘兼流やめる！生き方
「島耕作」シリーズ作者が提唱する60歳からの「やめる」生き方とは
弘兼憲史　1078円

ウイルスに強くなる「粘膜免疫力」
粘膜＝体のバリアがパワーアップする食べ方があった！
溝口　徹　990円

感情を〝毒〟にしないコツ
生活習慣病を引き寄せる「怒り」「不安」「ストレス」を受け流すヒント
大平哲也　1045円

認知症グレーゾーン
認知症を防ぐ〝グレーゾーン〟での適切な対処法を最新脳医学から解説！
朝田　隆　1045円

リーダーとは「言葉」である
リーダーの器とは何かを浮かび上がらせる77の名言・名演説
向谷匡史　990円

ボケたくなければ「奥歯」は抜くな
認知症予防のカギとなる〝奥歯〟を守る、正しいセルフケア方法を紹介！
山本龍生　1045円

英会話 言わなきゃよかったこの単語
日本人がつい言いがちな「たった1語で違う意味になる英語」紹介。
デイビッド・セイン　990円

脳科学者が教える「ストレスフリー」な脳の習慣
仕事の不安、人間関係のイライラは「1日5分」の習慣で消せる！
有田秀穂　970円

自衛隊メンタル教官が教える 心をリセットする技術
元自衛隊メンタル教官が教える、心をリセットして新しい一歩を踏み出すヒント
下園壮太　1144円

〈科学的根拠〉「エビデンス」の落とし穴
医師で医療ジャーナリストの著者が「エビデンス」の真実をわかりやすく明らかにした一冊
松村むつみ　990円

血糖値は「腸」で下がる
無理な糖質制限をしなくても〝夕食のひと工夫〟で血糖値は下げられる！
森　豊　松生恒夫　1089円

自分で考えて動く部下が育つ すごい質問30
「あの人、部下への言い方うまいよね」と噂される人の神ワザを初公開！
大塚　寿　1012円

〝スカノミクス〟に蝕まれる日本経済
大衆受けする政策に隠された〝奸佞首相〟の思惑と下心とは!?
浜　矩子　990円

最速で体が変わる「尻」筋トレ
トップトレーナーが教える、1日5分、世界標準の全身ビルドアップ術！
弘田雄士　1078円

教科書の常識がくつがえる！最新の日本史
時代を動かした〝7つのターニングポイント〟とは！
河合　敦　1078円

人脈・アイデア・働き方… ビジネスが広がるクラブハウス
人気沸騰中の音声SNSアプリ「クラブハウス」をビジネスにどう活かせるか
武井一巳　1078円

A5判・B5判 見ているだけで楽しい本

- ［B5判変型］**ぬり絵で季節の絵手紙**　テレビでもおなじみの水彩画の先生による、ぬり絵で絵手紙が楽しめる本　野村重存　1870円
- ［B5判変型］**色鉛筆で描く 風景画のすごい！ぬり絵**　12色セットでOK！国内外の風景画をモチーフにした色鉛筆のぬり絵本　野村重存　1980円
- **血圧を下げる新習慣 オムロンヘルスケアの社員食堂レシピ**　減塩なのに美味しい「オムロン」社員食堂の限定メニューを初公開！　オムロン ゼロイベント ランチ プロジェクト　1650円
- **マカレン数秘術 新しい運命を開く**　いま予約の取れない人気占い師が、オリジナル数秘術を初公開！　摩訶蓮　1760円
- **1分間 寝ながら小顔**　丸顔、エラ張り、しわ・たるみ…顔の悩みを解決する新感覚の小顔トレ！　山本知子　1386円
- **親子でめぐる 御城印さんぽ**　話題の〝御城印めぐり〟を親子で楽しめる情報が満載のガイドブック　今泉慎一＆おもしろ城郭史研究会【編】　1793円
- **脳が若返る特効薬 長生きニンニク油**　脳と免疫力をアップさせる「ニンニク油」の作り方やアレンジレシピを紹介！　篠浦伸禎　1430円
- ［B5判並製］**1日1回！目がどんどんよくなる！ まちがい探し**　楽しみながら視力回復・疲れ目もスッキリできるまちがい探し！　若桜木虔　1430円

こころを支える「教え」の真髄

- ［新書］**図説 日本人の源流をたどる！ 伊勢神宮と出雲大社**　様々な神事、信仰の基盤など、二大神社の全貌に迫る。　瀧音能之【監修】　1210円
- ［新書］**図説 あらすじでわかる！ 日本の神々と神社**　日本人なら知っておきたい、魂の源流。　三橋 健　1155円
- ［新書］**図説 地図とあらすじでわかる！ 古事記と日本の神々**　日本神話に描かれた知られざる神々の実像とは！　吉田敦彦【監修】　1246円
- ［B6判］**小さな疑問から心を浄化する！ 日本の神様と仏様大全**　神様・仏様の全てがわかる決定版！いまさら聞けない163項！　三橋 健　廣澤隆之　1100円
- ［新書］**図説 あらすじでわかる！ 日蓮と法華経**　なぜ法華経は「諸経の王」といわれるのか。混沌の世を生き抜く知恵！　永田美穂【監修】　1246円
- ［新書］**図説 一度は訪ねておきたい！ 日本の七宗と総本山・大本山**　日本仏教の原点に触れる、心洗われる旅をこの一冊で！　永田美穂【監修】　1331円
- ［新書］**図説 地図とあらすじでわかる！ 釈迦の生涯と日本の仏教**　知るほどに深まる仏教の世界と日々の暮らし　瓜生 中【監修】　1386円
- **あの神様の由来と特徴がわかる 日本の神様の「家系図」**　日本人が知っておきたい神様たちを家系図でわかりやすく紹介！　戸部民夫　1210円

表示は税込価格

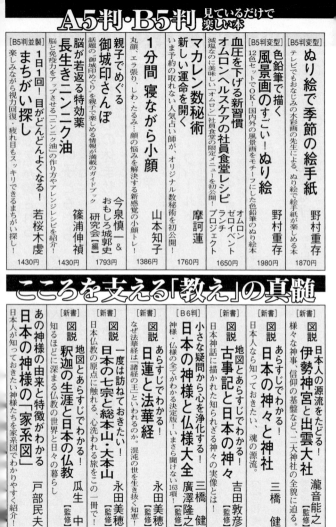

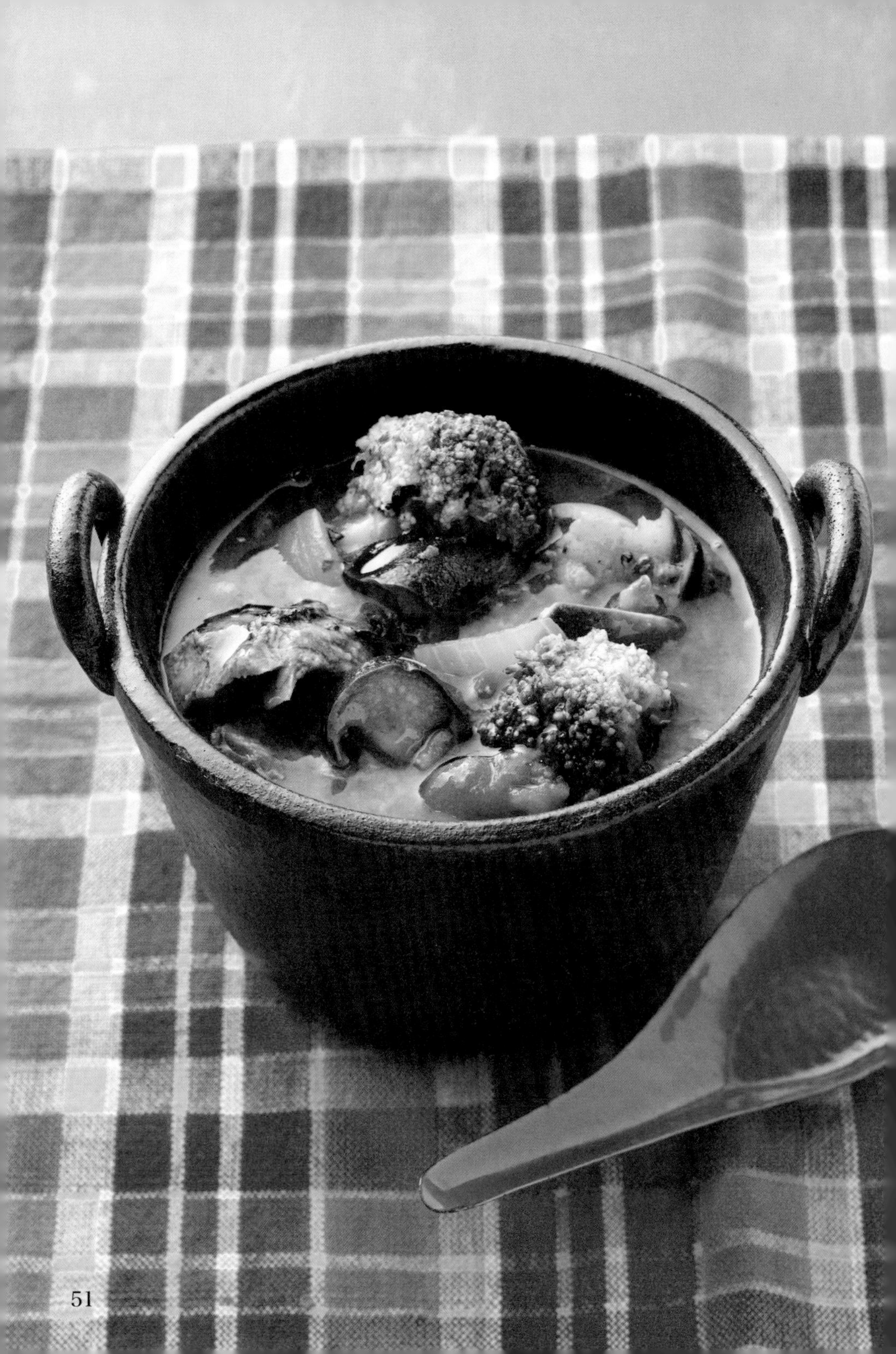

和風ハンバーグ　ほうれん草としいたけのしょうがあんかけ

ボリュームたっぷり、なのにさっぱり。
まろやかなあんをたっぷりかけて召し上がれ

エネルギー
283kcal
1食分
10.0g
糖質

材　料（1食分）

A
- 鶏むねひき肉：100g
- 木綿豆腐（水切りしたもの）：100g
- 玉ねぎ（みじん切り）：20g
- 天然塩：ひとつまみ

ほうれん草：3本
しいたけ：2個

B
- 水：100ml
- 白だし：小さじ1
- しょうゆ：小さじ1
- 本みりん：小さじ1
- 片栗粉：小さじ1弱

オリーブオイル：小さじ1
しょうが（すりおろし）：小さじ1
七味唐辛子：適宜

作り方

1. Aを合わせ、3等分し、丸く成形しておく。
2. ほうれん草は一口大にカットして水洗いし、熱湯でゆでて水気をしっかり絞っておく。しいたけは5㎜ほどの薄切りにしておく。
3. フライパンを熱し、オリーブオイルを入れてなじませ、1のハンバーグを入れて、中火～弱火で片面に焼き色をつけたら、裏返して蓋をし、弱火で火を通す。
4. その間に、小鍋にBを入れ混ぜ合わせ、2を加え、弱火にかけ、沸騰してとろみがついたら、しょうがのすりおろしを加える。
5. 器に3を盛り付け、4のあんをかけ、七味唐辛子を好みでトッピングする。

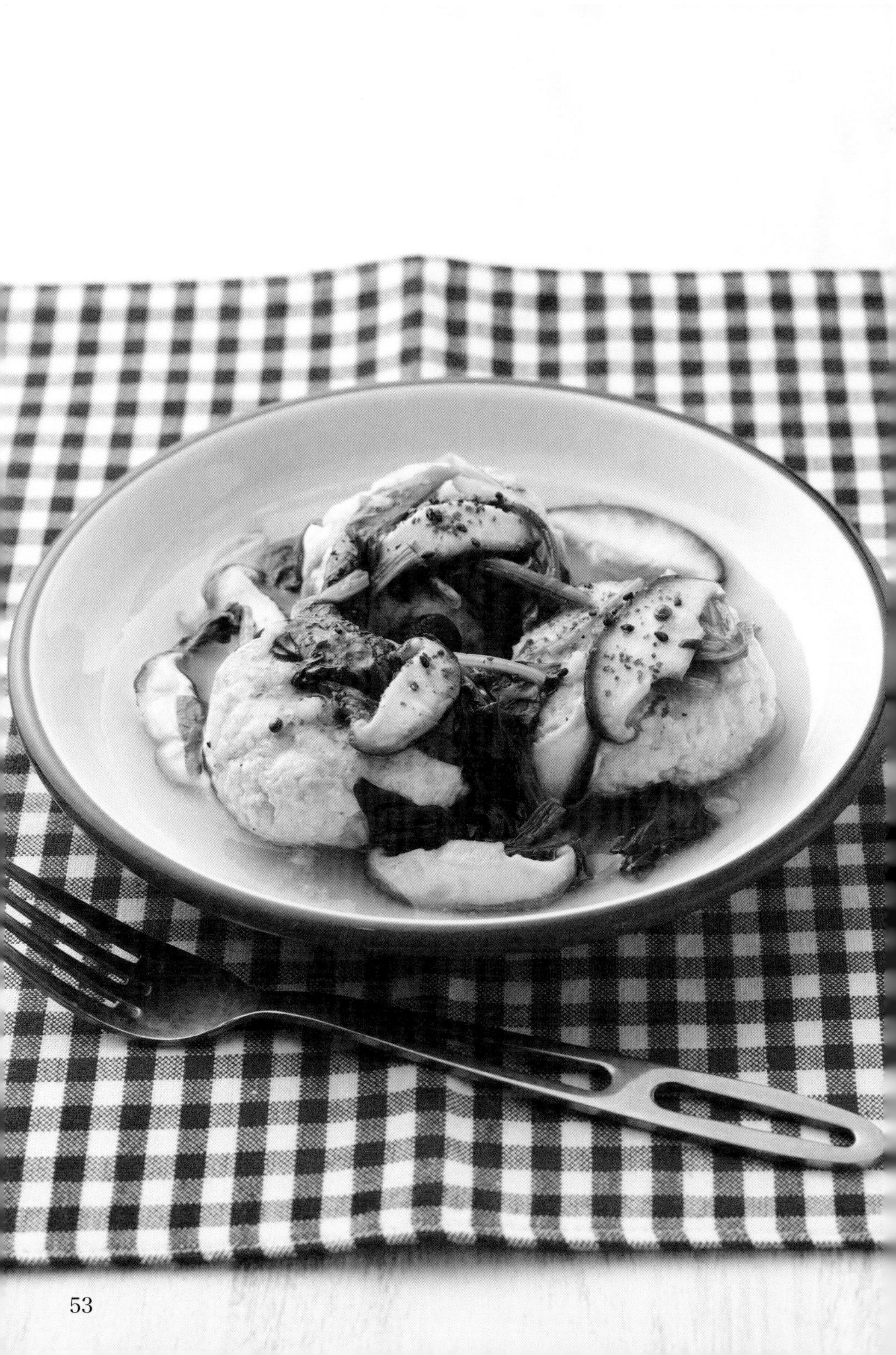

海老ぎょうざ風肉団子 大根と大葉を添えて

薄切り大根と大葉の皮で巻いて食べる、
プリプリの海老の風味がアクセントの餃子風肉団子

エネルギー
207kcal
1食分
5.3g
糖質

材　料 （1食分）

A
- 豚赤身ひき肉：100g
- キャベツ（粗みじん切り）：30g
- しょうが（みじん切り）：5g
- 長ねぎ（みじん切り）：5g
- オイスターソース：小さじ1
- 天然塩：少々
- こしょう：少々

- 海老：3尾
- 大根：薄切り6枚分
- 大葉：3枚
- 片栗粉：少々
- 日本酒：小さじ1

作り方

1. Aをよく混ぜ合わせ、6等分し、丸く成形しておく。
2. 海老は殻をむき、縦半分に切り、背わたを取って水洗いし、水気をしっかり拭き取っておく。
3. 大根はスライサーで薄切りにし、大葉は縦半分に切って、器に盛り付けておく。
4. 2の海老の片面に片栗粉をつけ、1の肉団子の上に乗せて軽く押さえながら成形する。これを6個分つくる。
5. フライパンに4を並べ、日本酒を入れて蓋をして火にかけ、沸騰したら弱火にし、肉団子に火を通す。火を止めたら2～3分おいて肉汁を落ち着かせ、3の器に盛り付ける。
6. 大根と大葉で包みながらいただく。

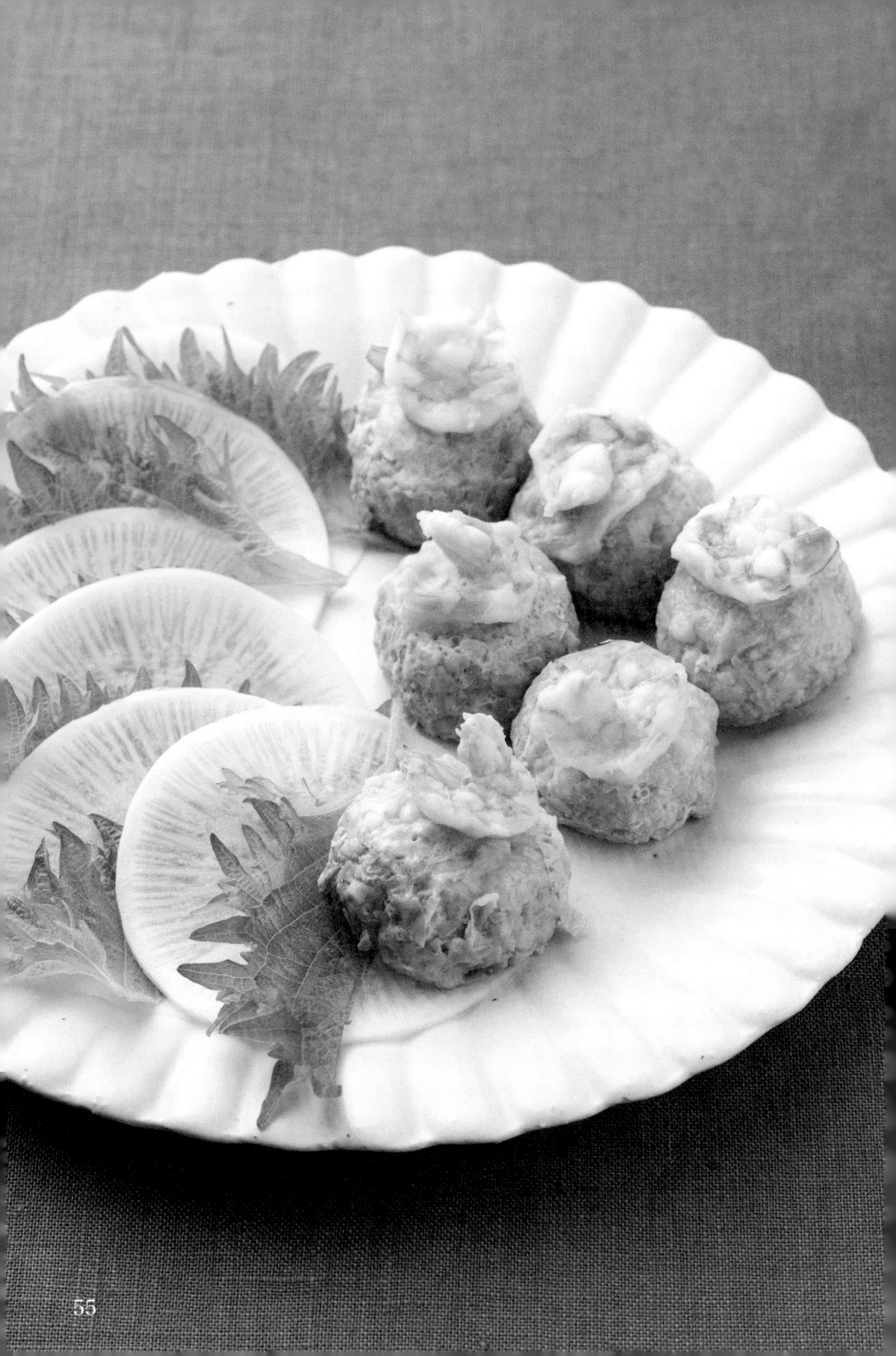

ポークソテー　トマトとみその ガーリックソース

発酵食品のパワーでやわらかくした肉を、
トマトとみそにニンニクを加えたソースでいただきます

エネルギー
308kcal
1食分
8.6g
糖質

材　料（1食分）

豚ロース肉（厚切り）：1枚（150g）

A
- 本みりん：小さじ1
- 日本酒：小さじ1
- 天然塩：ひとつまみ

B
- カットトマト（紙パック）：50ml
- 熟成みそ：10g
- ガーリックパウダー（粗挽き）：少々
- 本みりん：小さじ1
- 水：大さじ2

コンソメの素（顆粒）：適量
オリーブオイル：小さじ1
ディル：適宜

作り方

1. 豚肉は脂身を切り落とし、ビニール袋に入れてAと合わせる。ビニール袋の空気を抜いて口を閉じ、冷蔵庫で半日〜1日おいておく。調理する30分ほど前に冷蔵庫から出し、常温に戻しておく。
2. Bを小鍋に入れて、全体をよく合わせ、火にかけ、沸騰したら弱火にし、2〜3分煮てほどよく水気を飛ばし、みその塩分をみながら、コンソメの素で味をととのえる。
3. フライパンを熱し、オリーブオイルを入れてなじませたら1の豚肉を入れ、両面をこんがり焼いて火を通す。
4. 器に盛り付け、2のソースをかけ、ディルをトッピングする。

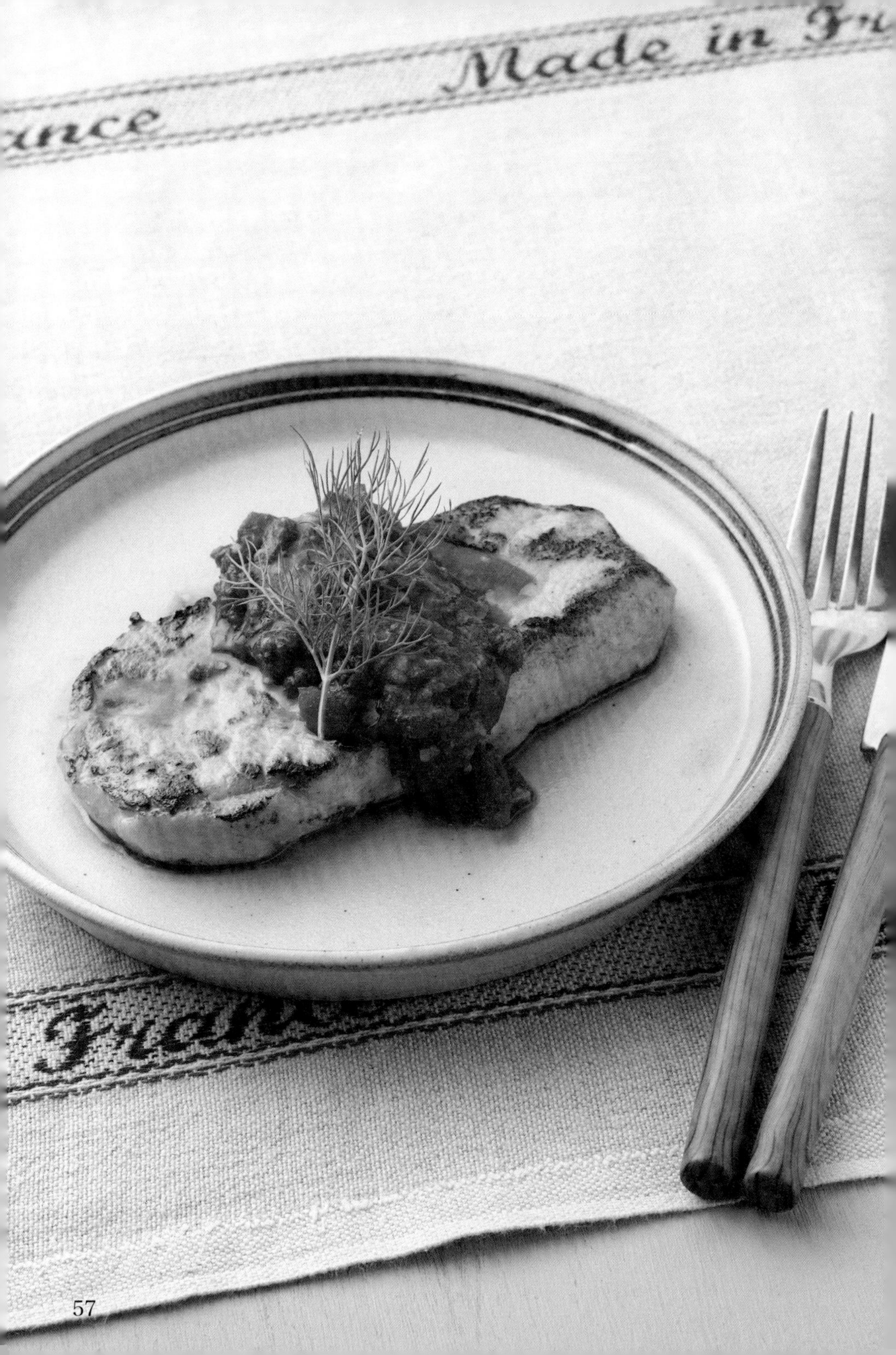
Made in

しらすと青のりのオムレツ豆乳のクリームソースがけ

カルシウムもたくさんとれる、海の幸たっぷりの
和風オムレツに、豆乳ソースを添えた一品

エネルギー
255kcal
1食分
6.6g
糖質

材　料 （1食分）

卵：2個

A
- 青のり：小さじ1
- しらす：15g
- 本みりん：小さじ1
- 無調整豆乳：大さじ1

アスパラガス：1/2本

B
- 無調性豆乳：30ml
- コンソメの素（顆粒）：1g
- 片栗粉：小さじ1/2弱

オリーブオイル：小さじ1

作り方

1. アスパラガスは斜め薄切りにして、熱湯で塩ゆでし、水気を拭き取って小鍋に入れ、Bを加え、全体を合わせておく。
2. 卵を溶き、Aと合わせておく。
3. フライパンを熱し、オリーブオイルを入れてなじませたら、2の卵液を流し込み、中火～強火で一気に好みの硬さに成形し、器に盛り付ける。
4. 1を火にかけ、1～2分ほど混ぜ合わせ、とろみがついたら3の卵に添える。

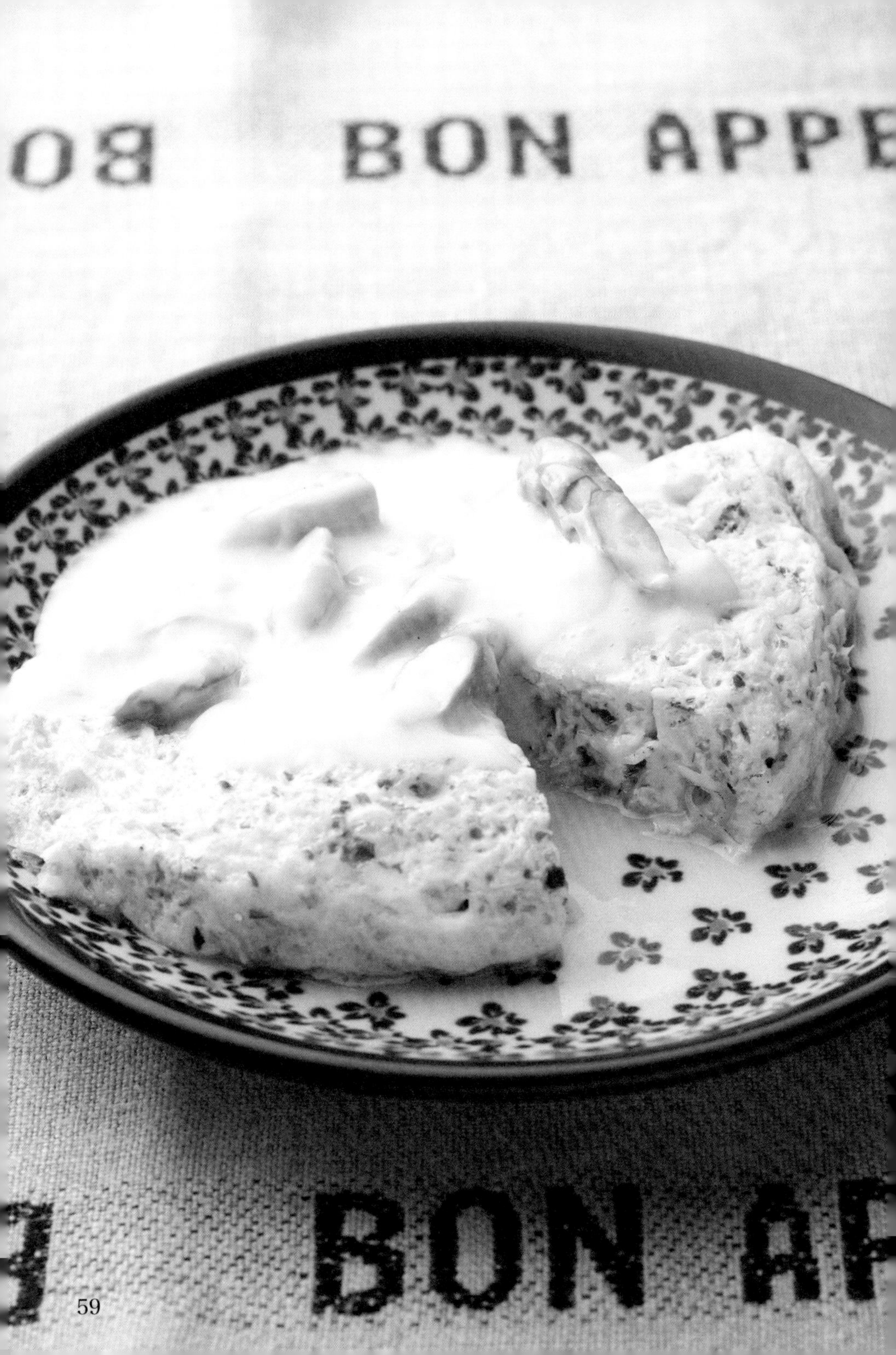
BON APPE
BON

アボカドとほたてのクリーミーグラタン

アボカドのなめらかな食感をベシャメルソースに見立て、
ブロッコリーとほたての食感を味わいます

エネルギー
285kcal
1食分
5.4g
糖質

材　料 （1食分）

A
- アボカド：1/2個
- コンソメの素（顆粒）：2g
- 水：60ml

B
- ブロッコリー（塩ゆで）：3房
- ほたて（ボイル）：80g
- 玉ねぎ（薄切り）：20g

ピザ用チーズ：20g

作り方

1. Aをフードプロセッサーにかけ、なめらかなペースト状にする。
2. 1とBを合わせ、耐熱容器に入れ、電子レンジ（500W）で2分程度加熱する。
3. 2にチーズをトッピングし、オーブントースターでチーズがこげるまでこんがり焼く。

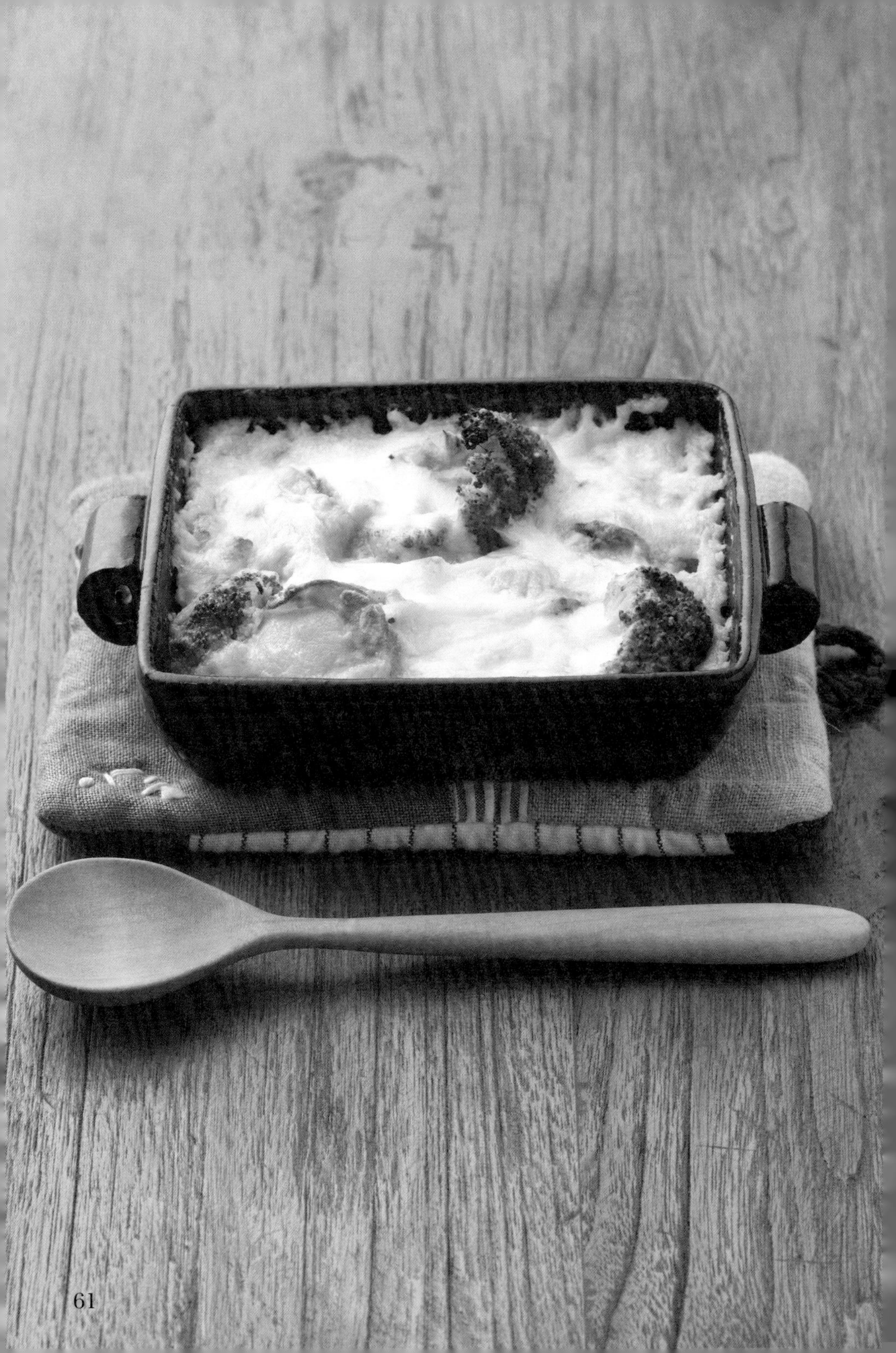

マッシュルームの豆乳ポタージュ

マッシュルームをたっぷり使った、
まったりとした濃厚なポタージュスープです

エネルギー
117kcal
1食分
8.5g
糖質

材　料 （1食分）

無調整豆乳：200ml

A［マッシュルーム：100g
　 玉ねぎ：20g

コンソメの素（顆粒）：2g

天然塩：少々

B［パセリ（みじん切り）：適量
　 黒粒こしょう：適量

作り方

1. Aをフードプロセッサーまたはミキサーにかけ、マッシュルームが粗く粉砕できたら、豆乳を少しずつ加えながらミキシングを繰り返し、マッシュルームと玉ねぎをなめらかにする。
2. 1とコンソメを鍋に入れ、弱火にかけて温め、鍋のふちの部分がふつふつと沸騰してきたら、さらにかき混ぜながら1分ほど温め、天然塩で味をととのえる。
3. 器に盛り付け、Bをトッピングする。

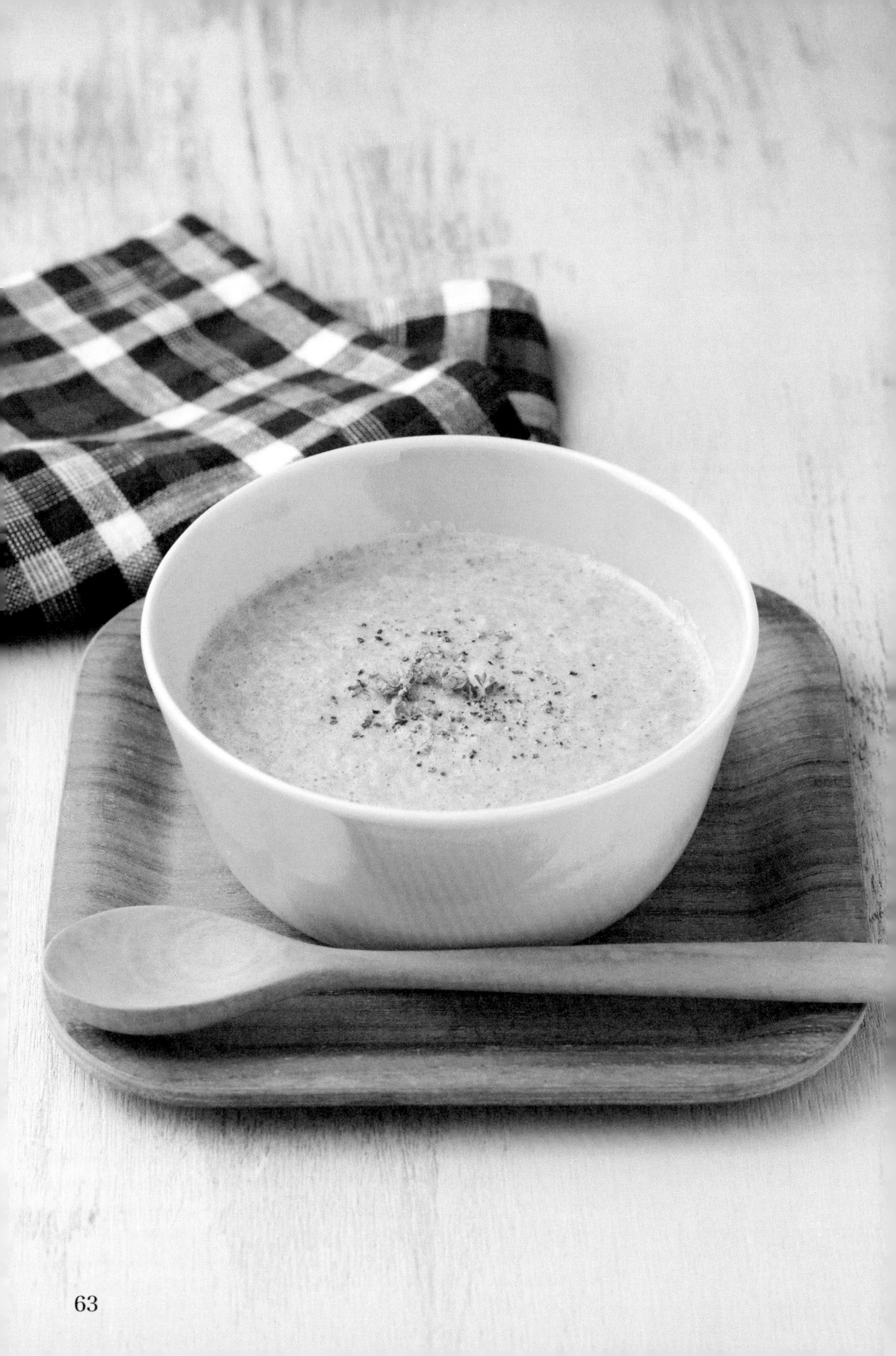

モッツァレラチーズのトマトバジルスープ

さわやかな風味のトマトとバジルと、もちもちとした
モッツァレラチーズは、イタリアンの王道の組み合わせ

エネルギー
179kcal
1食分
6.9g
糖質

材 料 （1食分）

A
- カットトマト（紙パック）：100ml
- 水：100ml
- コンソメの素（顆粒）：5g

モッツァレラチーズ（一口大の丸型）：6個
天然塩：少々

B
- バジル（葉）：適量
- エキストラバージンオリーブオイル：小さじ1

作り方

1. Aを小鍋に入れて火にかけ、沸騰してきたら弱火にし、モッツァレラチーズが箸で触るとやわらかくなるくらいまで1分ほど煮て、天然塩で味をととのえる。
2. 器に盛り付け、Bをトッピングする。

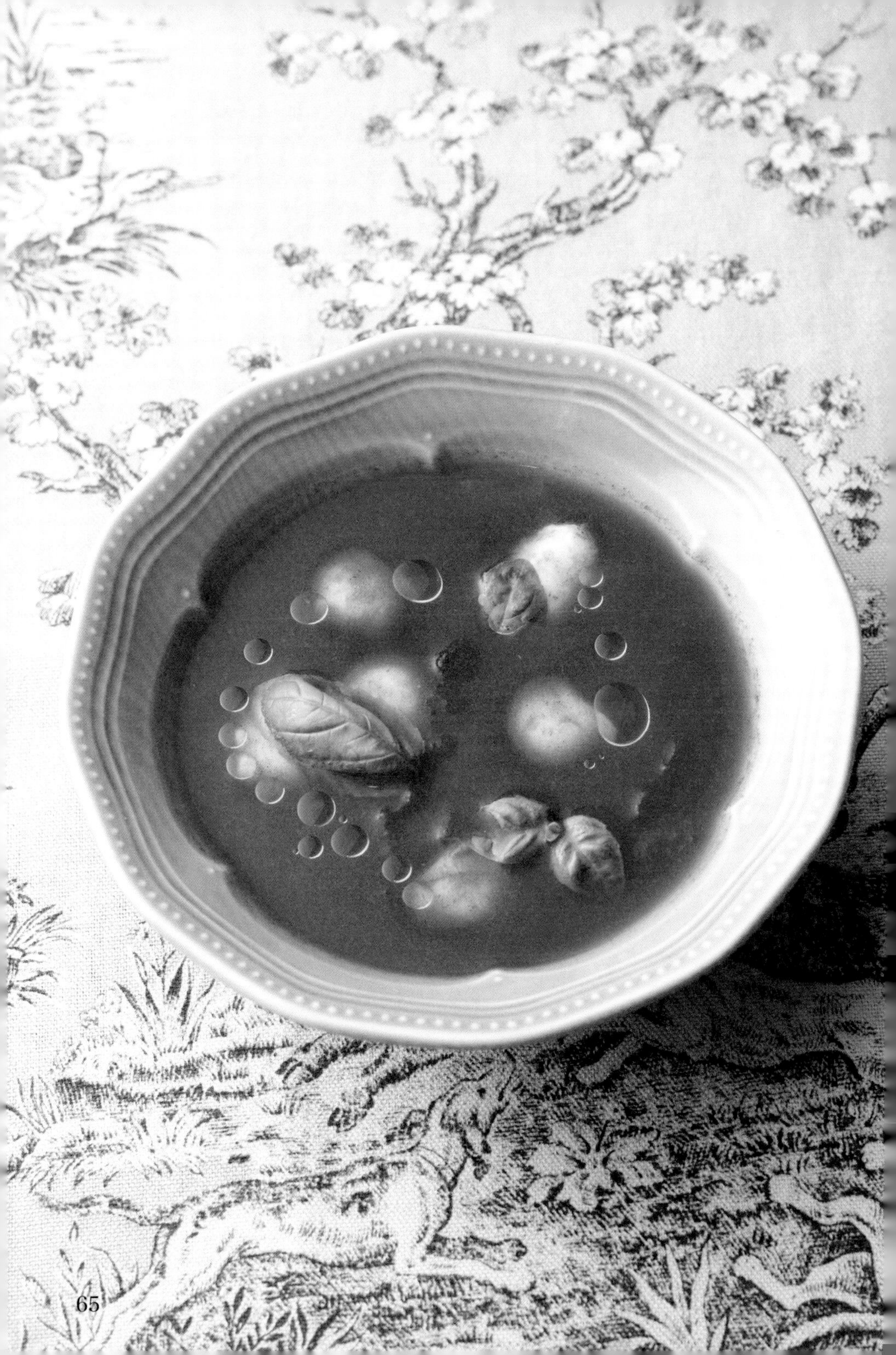

海老の担々ごまスープ

練りごまの濃厚なコクと豆板醤の辛味が後を引く、
エスニックな味わいのスープ

エネルギー
220kcal
1食分
4.8g
糖質

材　料（1食分）

海老：5尾
しめじ：30g
A
- 水：180ml
- しょうが（みじん切り）：5g
- 味付きザーサイ（みじん切り）：10g
- 鶏ガラスープの素（顆粒）：小さじ1
- 豆板醤：小さじ1
- 練りごま：20g

天然塩：少々
香菜（ザク切り）：10g

作り方

1 海老は殻をむき、縦半分に切り、背わたをとって塩ゆで（分量外）し、水気を拭いておく。しめじは石づきを取ってほぐしておく。
2 鍋にAと1を入れて火にかけ、沸騰したら天然塩で味をととのえる。
3 器に盛り付け、香菜をトッピングする。

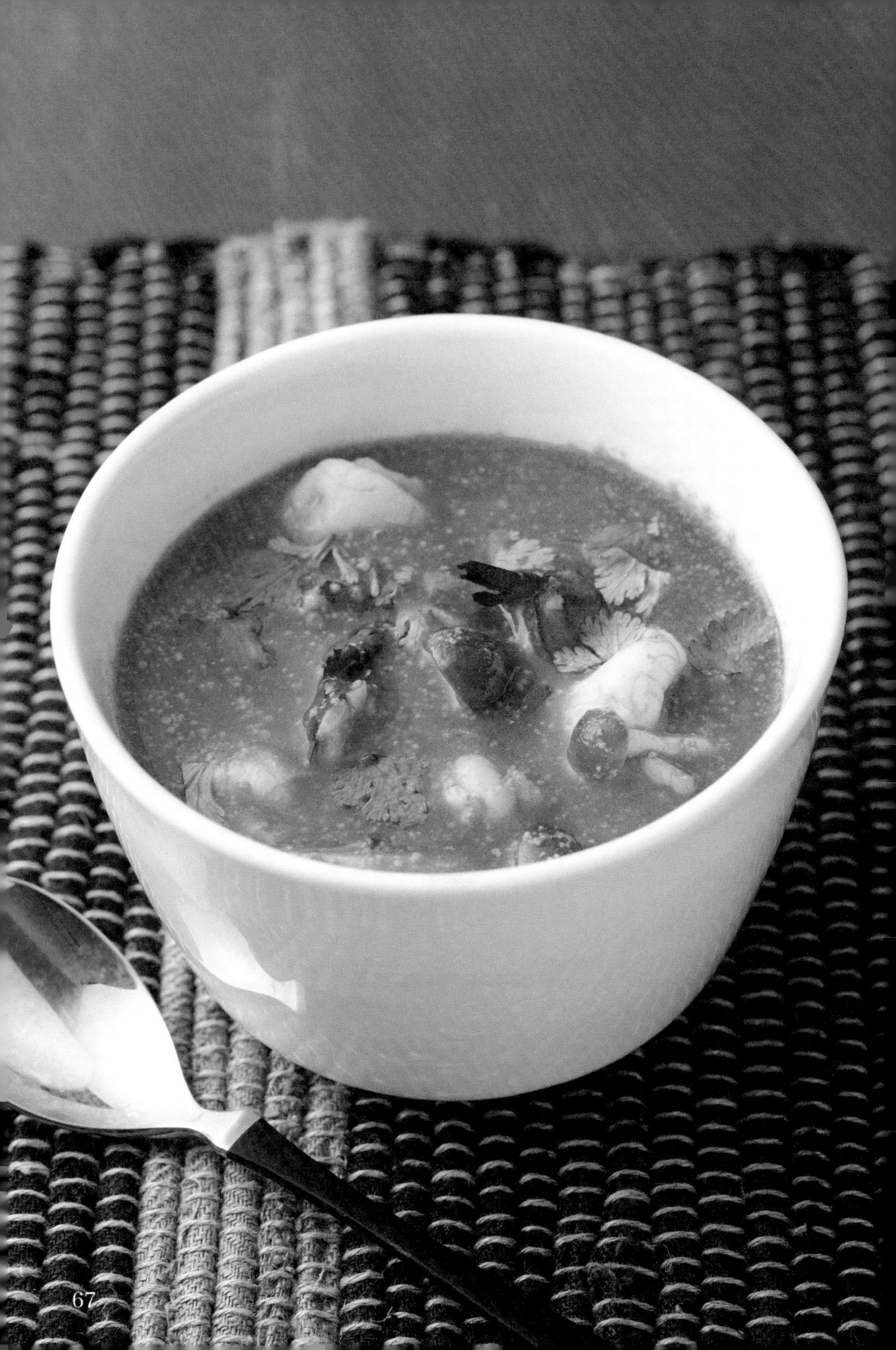

ニラとしいたけの酒粕みそスープ

酒粕とみそでほっこり体が温まります。
寒い季節におすすめの、体が喜ぶ温活スープ

エネルギー
117kcal
1食分
10.0g
糖質

材　料（1食分）

水：180ml
酒粕：30g
熟成みそ：15g
ニラ：50g
しいたけ：1枚
めんつゆ（3倍濃縮）：小さじ1

作り方

1 分量の水のうち30mlで酒粕を溶き、みそと合わせておく。ニラとしいたけは食べやすい大きさに切っておく。
2 残りの水と 1 を鍋に入れて火にかけ、沸騰してきたら弱火でニラに火を通し、めんつゆで味をととのえる。

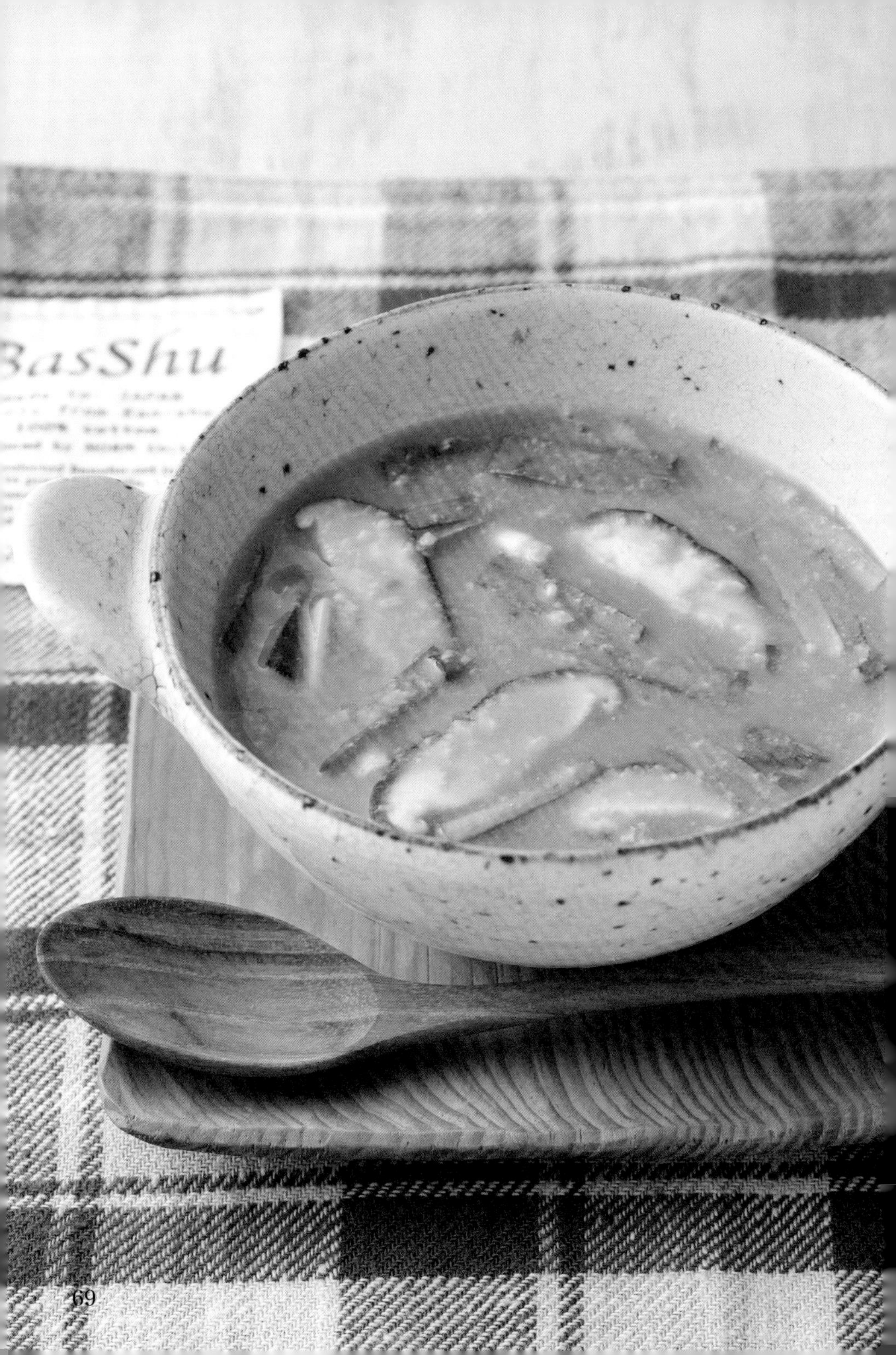
BasShu

野菜たっぷり ちゃんぽんスープ

たっぷり野菜をちゃんぽん風にした具だくさんのスープは、
これだけでお腹も大満足！

エネルギー
150kcal
1食分
15.8g
糖質

材　料（1食分）

A
- 水：300ml
- 鶏ガラスープの素：小さじ2
- 白だし：小さじ1

B
- キャベツ（ザク切り）：100g
- もやし：50g
- 玉ねぎ：30g
- にんじん：20g
- イカげそ（足）、エンペラ（耳）：60g
- かまぼこ：25g

こしょう：適量

作り方

1. 鍋に、Aと、食べやすい大きさに切ったBの食材を入れて火にかける。
2. 沸騰したら、キャベツがしんなりし、イカに火が通るまで2～3分加熱する。
3. 器に盛り付け、こしょうをトッピングする。

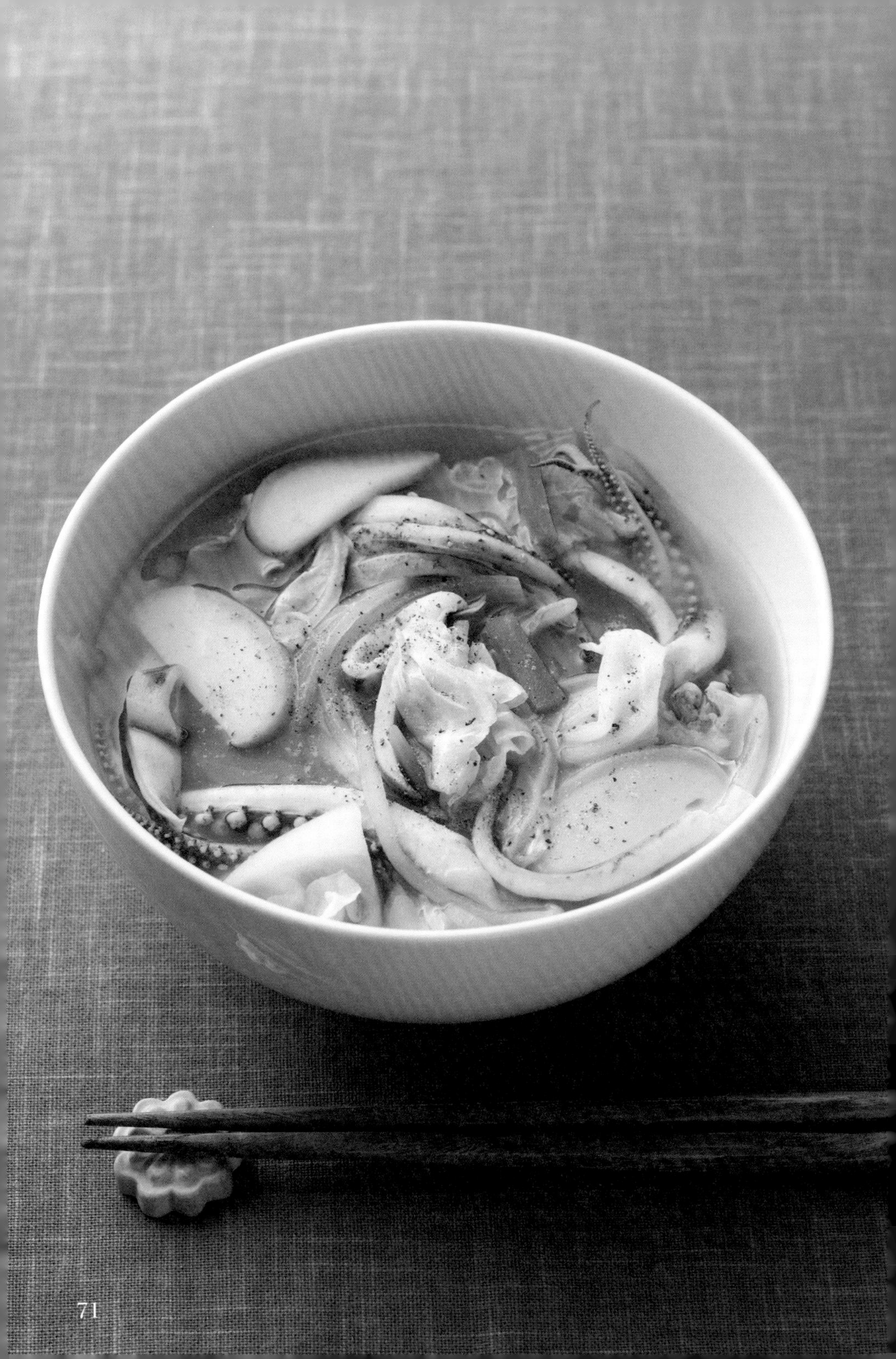

ふんわり卵のスープ 山椒風味

ふんわりとした卵のやさしい味わいに、
ピリッとした山椒が利いています

エネルギー 179kcal
1食分
6.4g 糖質

材　料　（1食分）

A
- 水：200ml
- 鶏ガラスープの素（顆粒）：小さじ1
- 片栗粉：小さじ1/2
- 長ねぎ（みじん切り）：15g

溶き卵：2個分
白だし：少々
山椒（粉）：適量

作り方

1. Aを鍋に入れて全体をよくかき混ぜ、火にかける。
2. 沸騰してきたら全体をよくかき混ぜながら、溶き卵を流し入れる。卵をかき混ぜすぎないようにしながらふんわり火を通し、白だしで味をととのえる。
3. 器に盛り付け、山椒をトッピングする。

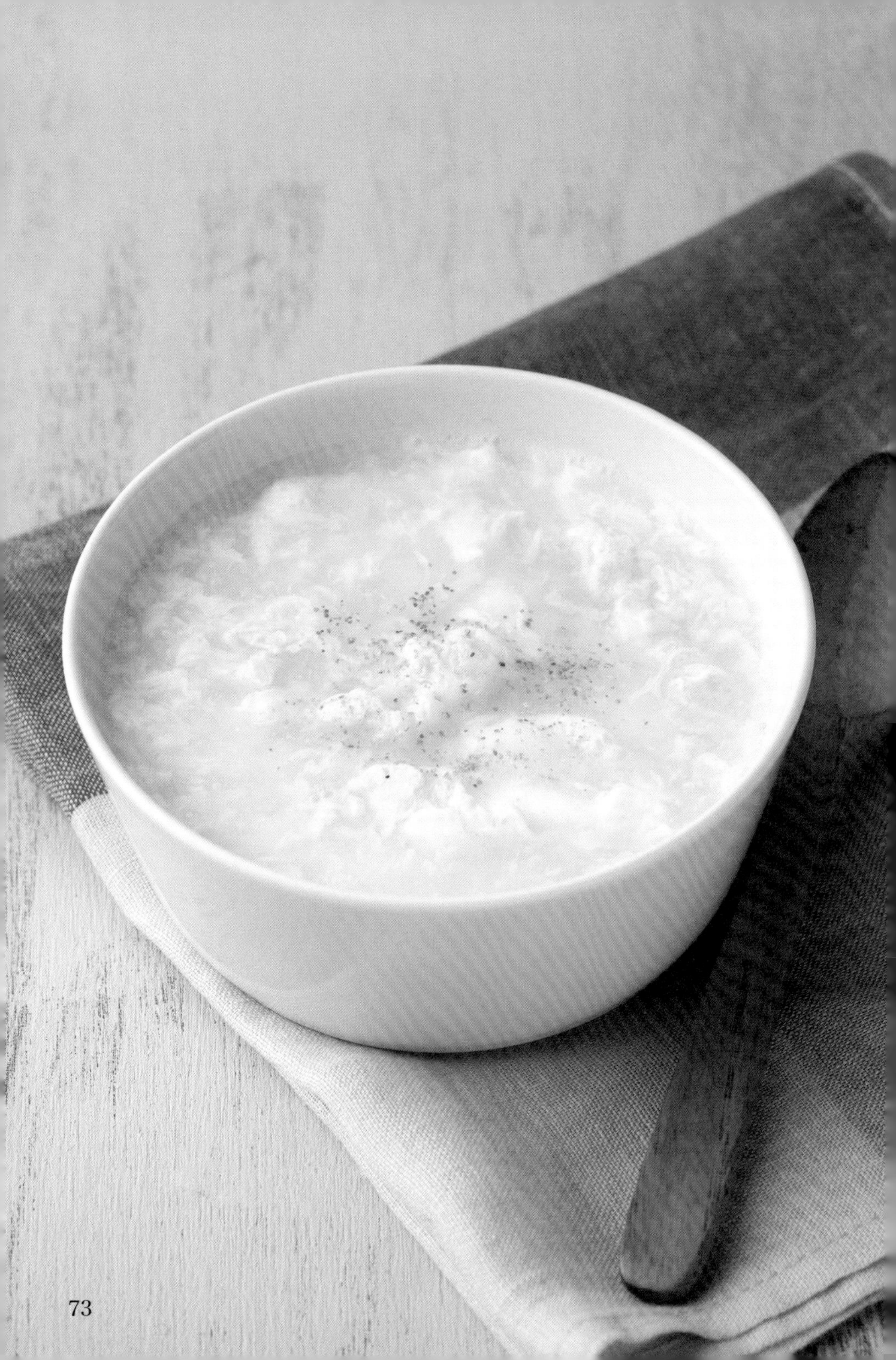

もずくとレモンのスープ

レモンの酸味と香りを皮ごと味わう、
ヘルシーでさっぱりとした簡単スープ

材　料（1食分）

エネルギー 15kcal（1食分）
2.2g 糖質

水：150ml
白だし：大さじ1
もずく（生・味付けなし）：50g
レモン（無添加のもの・輪切り）：3枚
天然塩：ひとつまみ

作り方

1. 材料をすべて鍋に入れて火にかける。
2. 沸騰したら1分ほど温める。

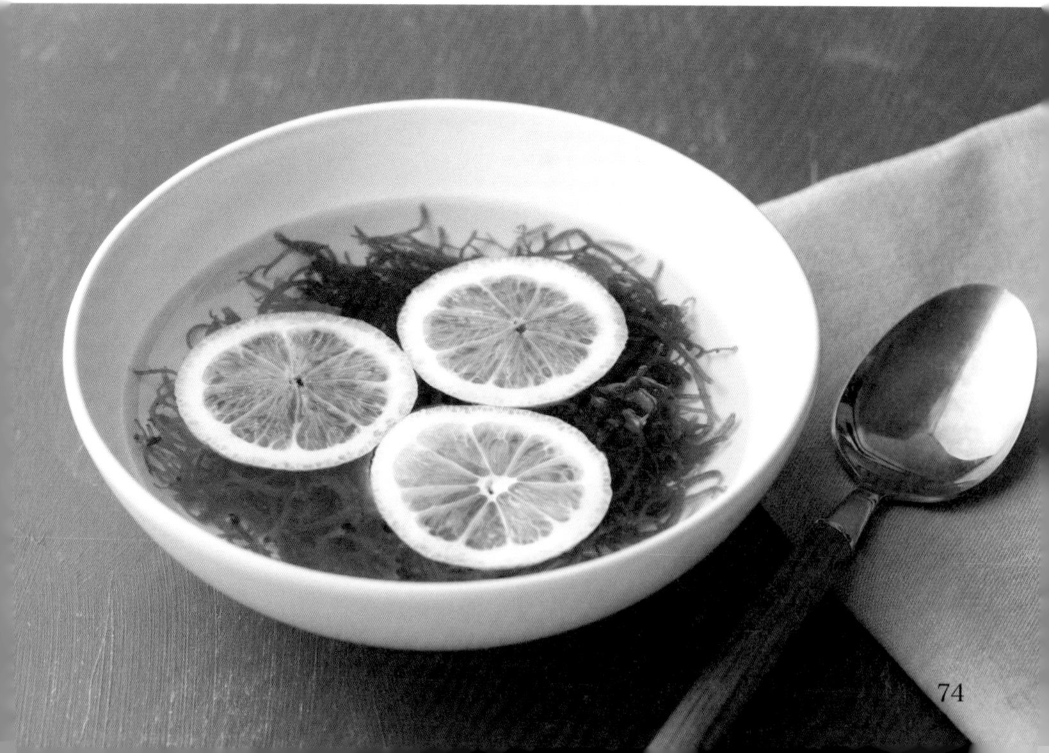

きのこを食べるコンソメスープ

隠し味は酢。コンソメに少々加えることで、
味が引き締まります。きのこはお好みのものでＯＫ

エネルギー
25kcal
1食分
3.3g
糖質

材　料（１食分）

A［水：200ml
　 コンソメの素（顆粒）：５g

きのこ（お好みで）：60g
酢：少々
粗挽き黒こしょう：適宜

作り方

1. 食べやすい大きさに切り揃えたきのことAを鍋に入れて火にかけ、沸騰したら、きのこに火が通るまで１～２分加熱する。
2. 酢を少々を垂らして火を止める。
3. お好みで粗挽き黒こしょうをトッピングする。

［ポイント］
写真では、きのこはしいたけ、しめじ、まいたけを使っています。マッシュルームやエリンギなどもおすすめです。

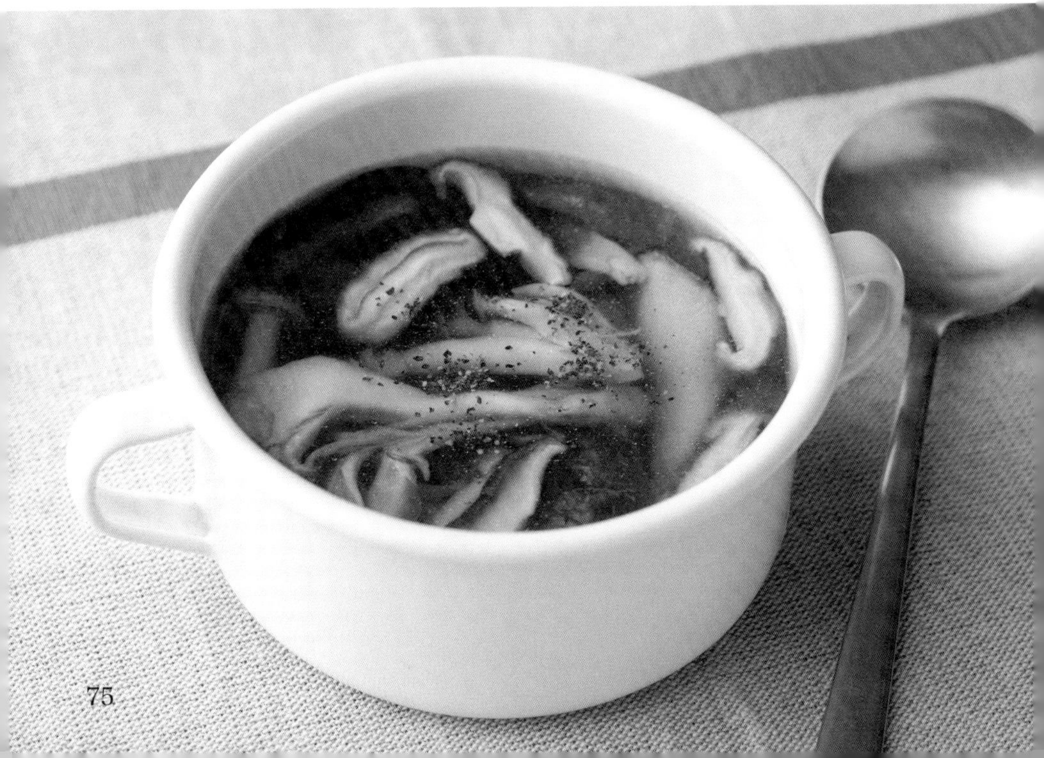

おろし大根とほたての淡雪スープ

白い食材を合わせて淡雪に見立てました。
目にもお腹にもやさしい、滋味深い味わいです

エネルギー
114kcal
1食分
9.6g
糖質

材　料（1食分）

A
- 大根おろし：200g
- ほたて貝柱水煮缶（汁ごと）：70g
- 白だし：小さじ1
- 片栗粉：小さじ1/2

天然塩：少々

作り方

1. Aを鍋に入れて全体をよくかき混ぜ、火にかける。
2. 沸騰してきたら全体をよくかき混ぜながら、1～2分温めてとろみをつけ、塩で味をととのえる。

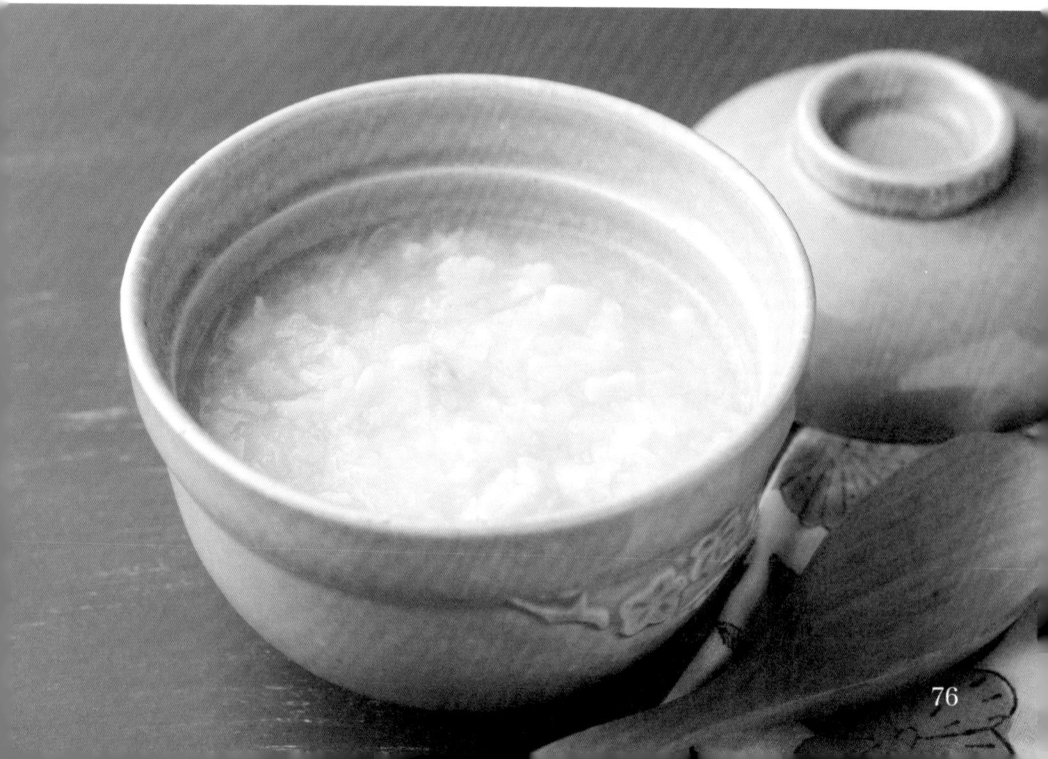

トマトとタコの冷製キムチスープ

キムチとトマトのうま味にタコの食感をプラスした、
暑い夏におすすめの火を使わない冷製スープ

エネルギー
127kcal
1食分
7.7g
糖質

材　料

（1食分）

A
- 水：200ml
- 白だし：大さじ1
- 氷：適量
- 発酵キムチ：50g

タコ（足・ボイル）：80g
トマト：1個
酢：適量

作り方

1. 器にAを入れて混ぜ合わせ、一口大に切ったタコとトマトを加える。
2. お好みで酢を加えて酸味をととのえる。

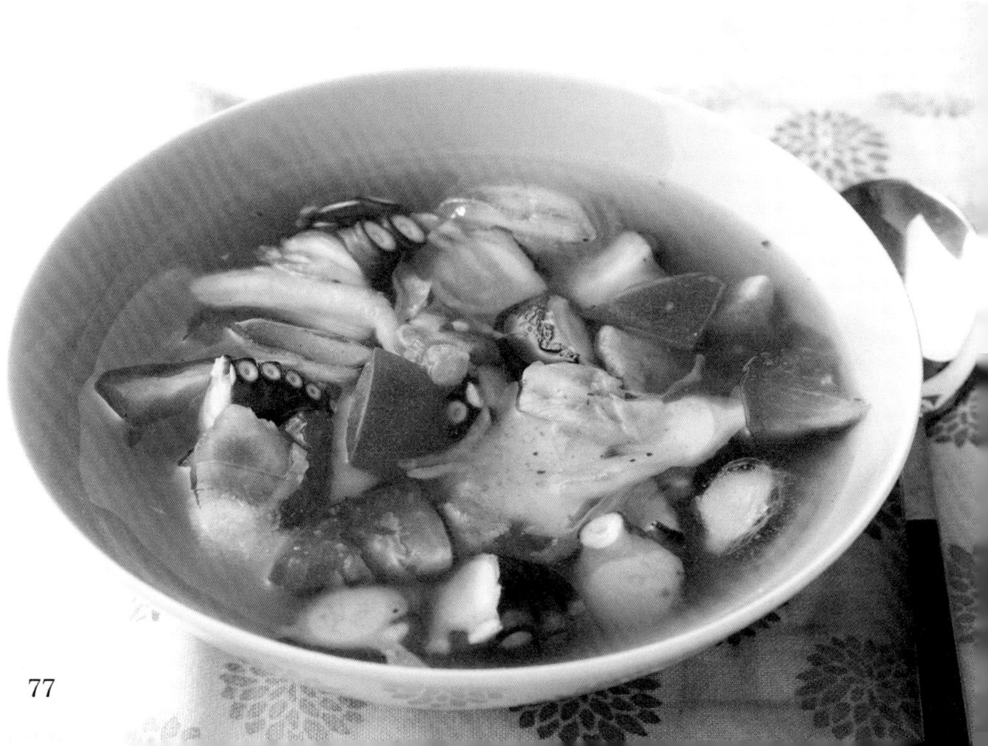

ココナッツミルクのゼリー

ココナッツの濃厚な風味を楽しめる、
まったりした食べごたえのあるゼリーです

エネルギー
213kcal
1個分
7.4g
糖質

材　料（2個分）

A［ココナッツミルク：250g
　 アガベシロップ：小さじ2
ゼラチン（顆粒）：5g

作り方

1. 鍋にAを入れて火にかけ、沸騰する直前（80度以上）まで温める。
2. 1にゼラチンを加え、火からおろして全体を混ぜ合わせる。
3. 冷水を張ったボウルで、鍋の底を冷やしながら、さらに全体を混ぜ合わせる。粗熱が取れてほんのりとろみが出てきたら、こし器でこしながら器に流し入れる。
4. 3にラップをして、冷蔵庫で2～3時間ほど冷やす。

［**ポイント**］
アガベシロップは、リュウゼツラン（英語名アガベ）から採れる天然甘味料。低GI食品なのに、甘みは砂糖の1.3倍ほどある、ダイエットの強い味方です。

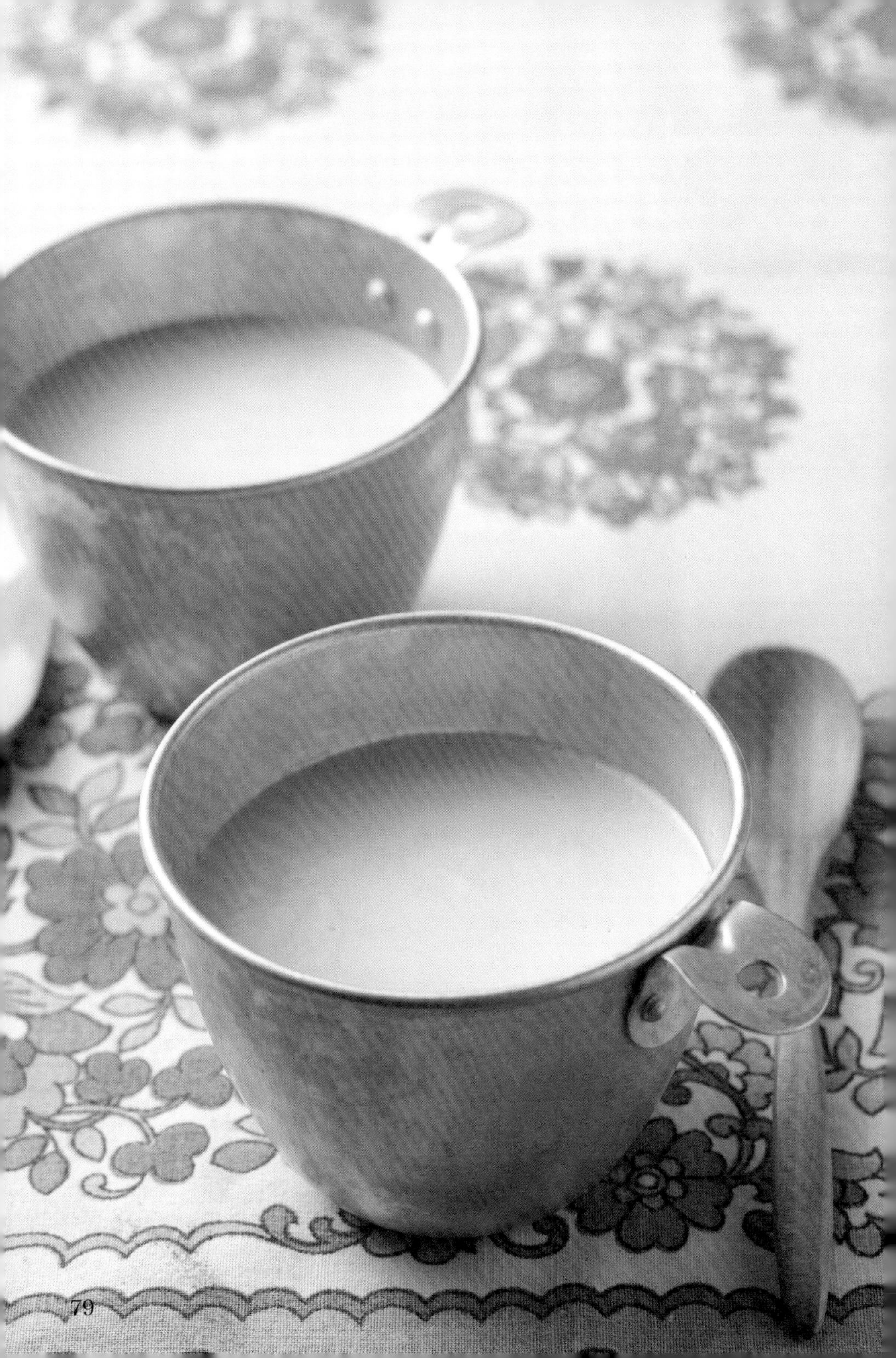

甘酒と大葉のグラニテ

ノンシュガー＆発酵食品の甘酒と、大葉の
さわやかな香りを楽しむ、ひんやりスイーツ

エネルギー
45kcal
1食分
10.2g
糖質

材　料（3食分）

甘酒（ノンシュガー）：125ml
大葉：５枚
アガベシロップ：小さじ２

作り方

1. 材料をミキサーにかけて大葉を細かくし、ジッパーのついた保存袋に入れ、空気を抜いて密閉し、冷凍庫で１時間ほど冷やす。
2. 凍った1をもみほぐす。これを時間をおいて２～３回繰り返す。

［ポイント］
甘酒のグラニテは、冷凍庫に入れても完全には凍らないので、かき混ぜやすい。フォークやスープで取り出して、すぐに食べられます。

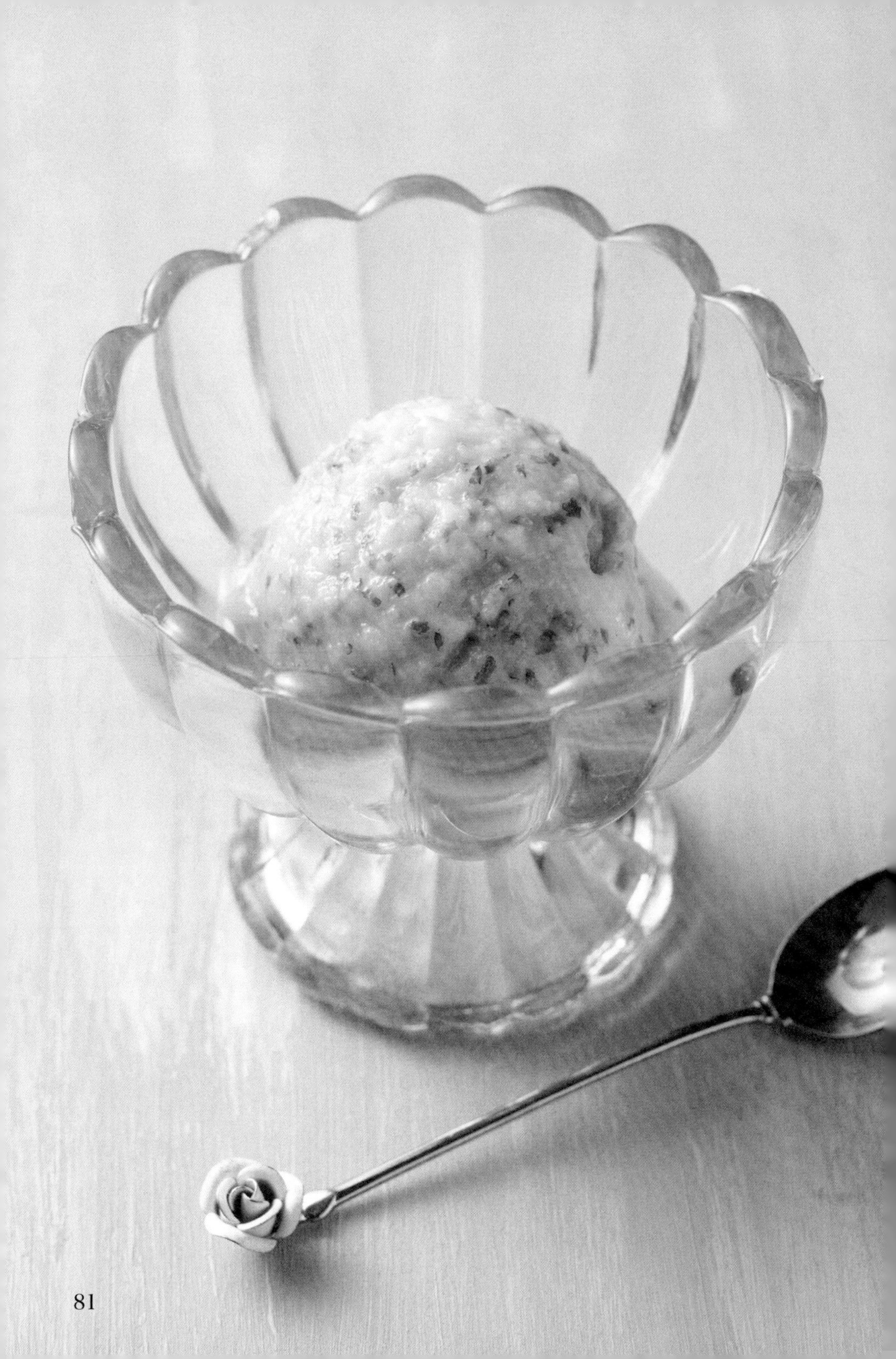

おからでバナナケーキ

バナナの自然な風味と甘味を、しっとりした
おからの食感で楽しむ、レンジでつくれるケーキ

エネルギー
74kcal
1食分
5.8g
糖質

材　料

（内径11㎝の円形容器1個分：4食分）

バナナ：1本

A
- 生おから：50g
- くるみ（粗く刻む）：10g
- メープルシロップ：小さじ1
- 溶き卵：1個分
- ベーキングパウダー（アルミニウムフリー）：小さじ1/2

無塩バター：適宜
ココアパウダー：適量

作り方

1. バナナをビニール袋に入れ、よくもんでペースト状にしたら、Aと合わせる。
2. レンジ対応の容器の内側にバターを塗り、Aを入れたら容器を持ち上げて底をトントンと下に叩きつけ、生地の中の空気を抜く。
3. ラップをし、電子レンジ（500W）で3分ほど加熱する。
4. 器に盛り付け、ココアパウダーをトッピングする。

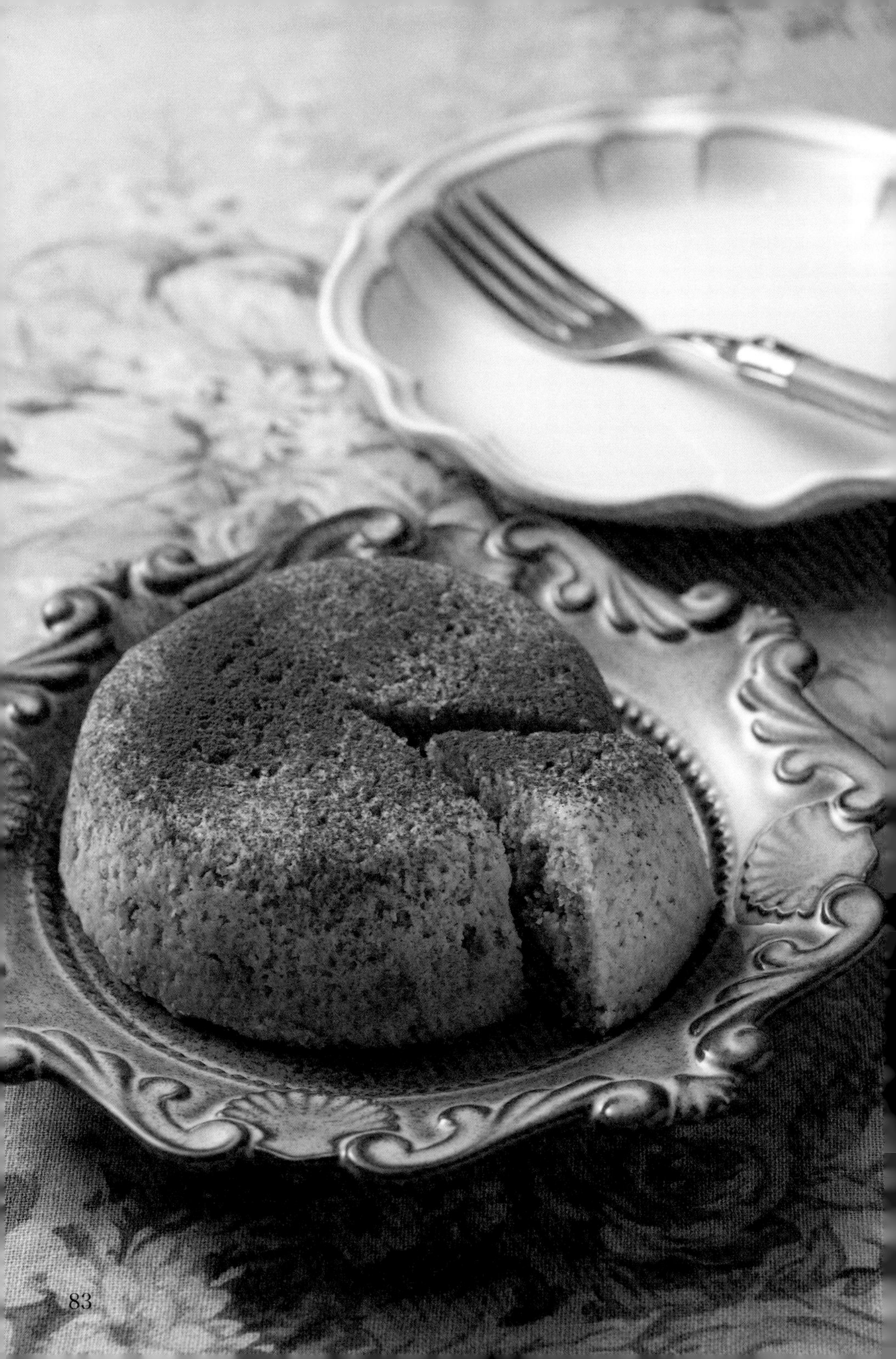

こんにゃくのわらび餅風

こんにゃくは超低カロリー＆超低糖質！
しかも食物繊維がたっぷりとれます

エネルギー
49kcal
1食分
10.2g
糖質

材　料（1食分）

白玉こんにゃく（または板状の白こんにゃく）：100g
オリゴ糖（シロップ）：小さじ4
A［アガベシロップ：小さじ 1/2
　 きなこ：小さじ 1/2 弱

作り方

1. 白玉こんにゃく（板こんにゃくの場合は4等分にする）を熱湯でゆでてビニール袋に入れ、オリゴ糖も入れて全体を合わせる。空気を抜いてビニール袋の口を閉じ、冷蔵庫で半日〜1日ほどおいておく。
2. 1のこんにゃくの水気を切り、器に盛り付け、Aをトッピングする。

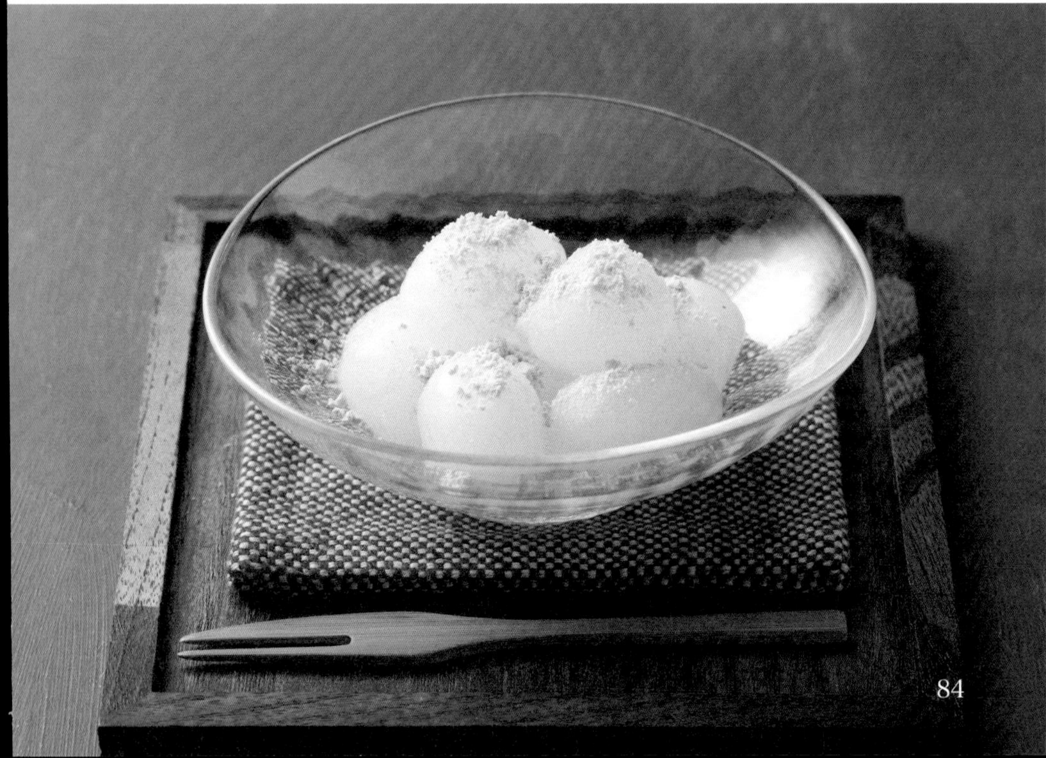

アーモンドのココアパウダーがけ

小腹が空いたときにおすすめのちょこっとおやつ。
ただし、食べすぎには注意！

エネルギー
7kcal
1粒分
0.4g
糖質

材　料（約50粒分）

アーモンド：50g
メープルシロップ：小さじ4
純正ココア：小さじ1/2

作り方

① フライパンにアーモンドを入れ、弱火で軽く乾煎りしたら、メープルシロップを入れてすばやくアーモンドに絡める。メープルシロップがこげる前に火を止める。
② ココアを入れておいたボウルに①を入れ、すばやくかき混ぜ、ココアを全体にまぶす。
③ ②をバットに広げて冷ます。

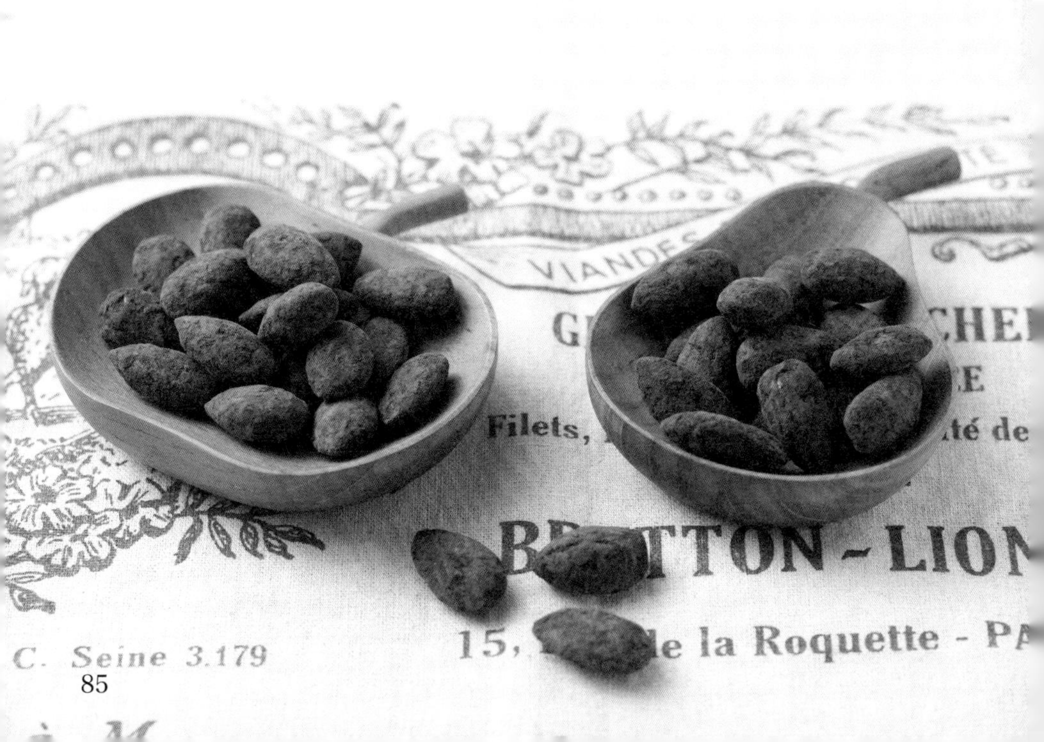

豆腐のポテトサラダ風

糖質もマヨネーズもカット！　ポテサラの味わいを
ボリューム満点で楽しめます

エネルギー
219kcal
1食分
6.8g
糖質

材　料（1食分）

木綿豆腐（水切りしたもの）：100g
きゅうり：1本
にんじん：10g
玉ねぎ（薄切り）：10g
ゆで卵：1個
A オリーブオイル：小さじ1
A 酢：小さじ1/2
A 本みりん：小さじ1/2
天然塩：少々
こしょう：少々

作り方

1 きゅうりはスライサーで輪切りの薄切りにし、玉ねぎとともに天然塩を小さじ1/2（分量外）まぶし、10分ほどおいてサッと水洗いし、水気をしっかり絞っておく。にんじんは薄切りしておく。ゆで卵の白身は粗みじん切りにしておく。
2 木綿豆腐とゆで卵の黄身、Aをボウルに入れて、ゴムベラなどでなめらかに混ぜ合わせる。
3 1の野菜と卵の白身を加え、全体を合わせ、天然塩、こしょうで味をととのえる。

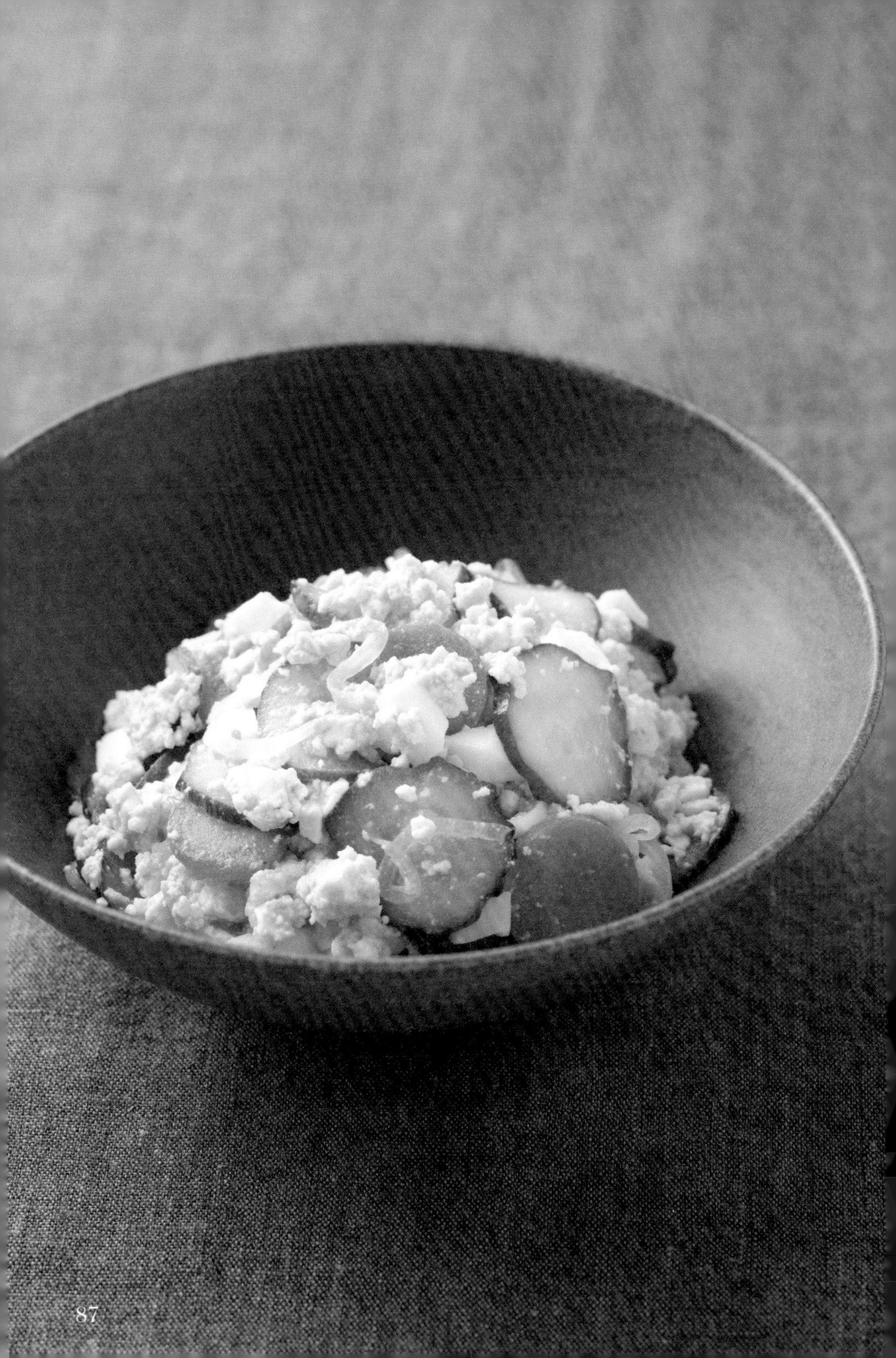

たことをきゅうりの梅肉和え

きゅうりに豊富な脂質分解酵素が代謝を促進。
糖質が気になるはちみつ梅干も、少量なら大丈夫

エネルギー
107kcal
1食分
4.1g
糖質

材　料（1食分）

たこ（足・ボイル）：1本（80g）
きゅうり：1本
はちみつ梅干：1個
白だし：少々
焼きのり：1枚

作り方

1. たこは食べやすいように一口大に切る。きゅうりは一口大の乱切りにし、天然塩（分量外）を小さじ1程度全体にまぶして2～3分おき、洗い流して、水気を拭き取り、軽くしぼってしんなりさせる。
2. 梅干は種を除いて包丁で叩いてなめらかにし、1のたこ、きゅうり、一口大にちぎった焼きのりを合わせる。
3. 梅肉の塩味をみながら、白だしで味をととのえる。

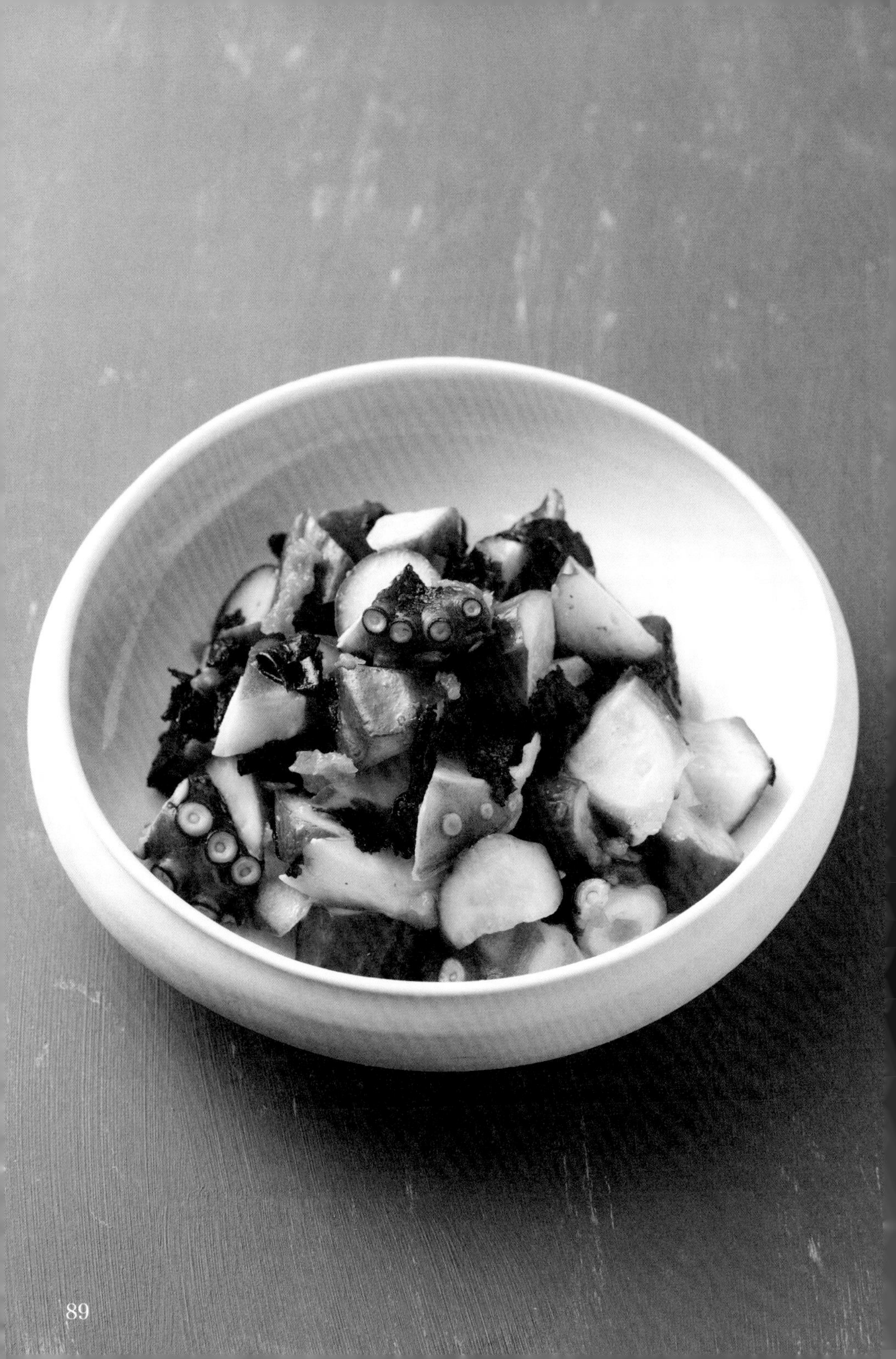

こんにゃくの焼肉風

あの淡白なこんにゃくが驚きの焼肉味に！
お肉よりさっぱりしていておつまみにもピッタリ

エネルギー
52kcal
1食分
6.8g
糖質

材　料（1食分）

こんにゃく：100g
焼肉のたれ（市販でお好みのもの）：大さじ1
A［天然塩：ひとつまみ
　 焼肉のたれ（市販でお好みのもの）：小さじ1
ごま油：少々
クレソン：適量

作り方

1. こんにゃくは5㎜厚さにスライスし、ビニール袋に入れ、焼肉のたれと合わせる。空気を抜いてビニール袋の口を閉じ、冷蔵庫で1日～2日漬け込んでおく。
2. フライパンに水気を切った 1 のこんにゃくを並べて火にかけ、チリチリという音が出るまで2～3分空焼きしたらAをふりかけ、火を止めて全体に味をなじませる。
3. 器に盛り付け、クレソンを添え、ごま油をトッピングする。

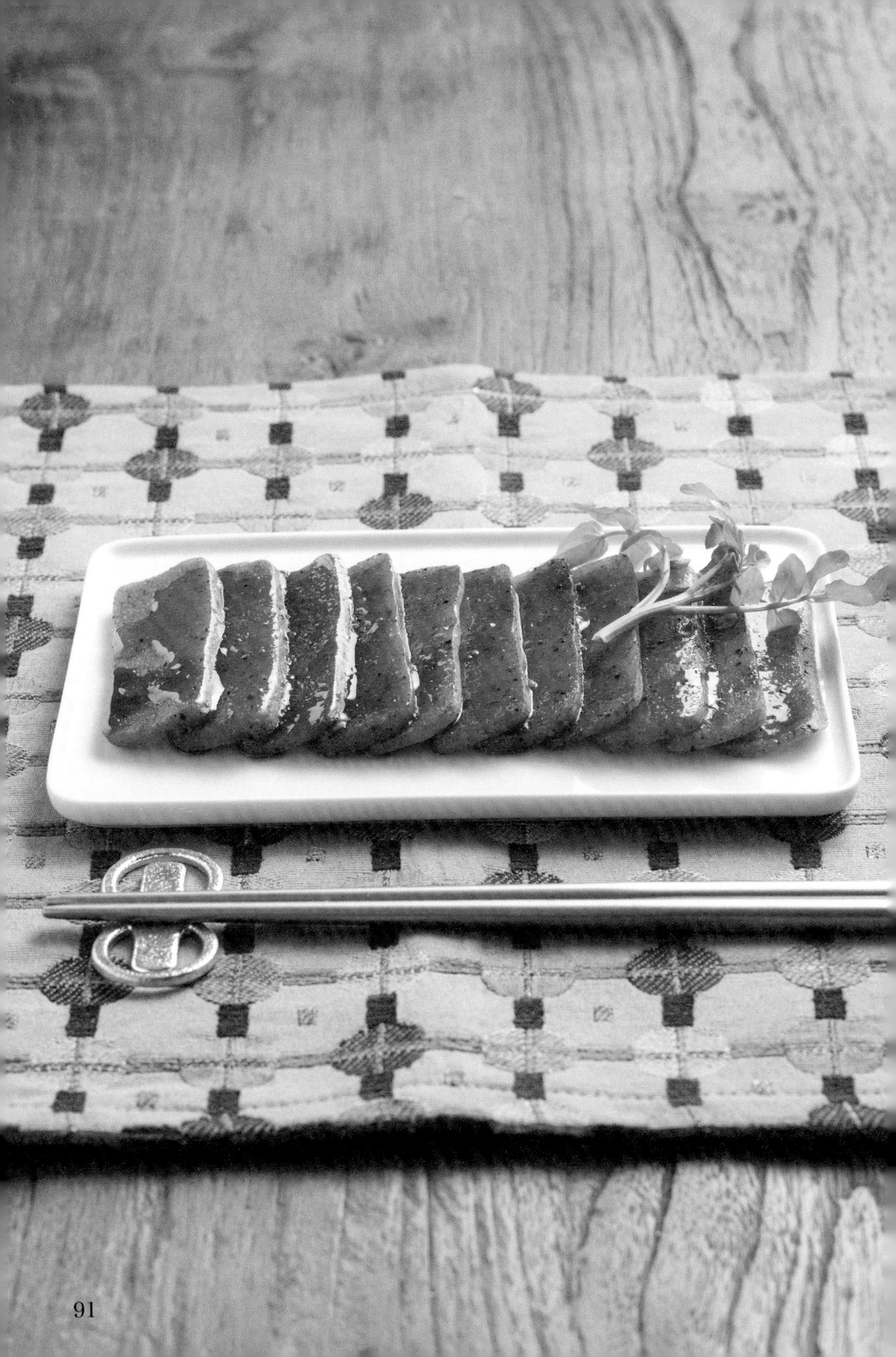

カリカリ油あげ　アボカドディップを添えて

カリカリ油あげに、ワカモレ風の
アボカドソースをディップしながらいただきます

エネルギー
311kcal
1食分
4.4g
糖質

材　料 （1食分）

油あげ：1/2枚

A
- アボカド：1/2個
- 玉ねぎ（粗みじん切り）：10g
- ミニトマト（粗みじん切り）：1個
- 白だし：小さじ1　　レモン汁：少々
- タバスコ：少々　　ハーブソルト：少々

作り方

1. 油あげは熱湯でゆでて油抜きをし、表面の水気を拭き取り、フライパンで表面をこんがり焼く。
2. Aを混ぜ合わせ、1とともに器に盛り付ける。

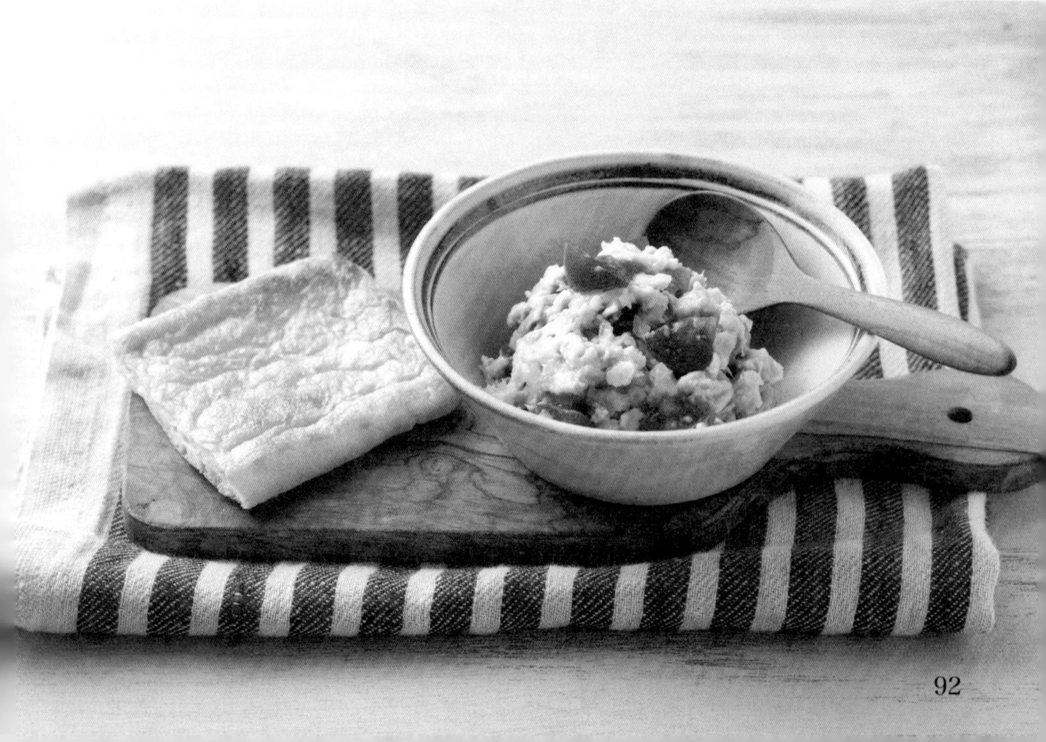

わかめのきんぴら風

わかめとおかかに、ピリッとした
しょうがが利いた、ヘルシーおつまみ

エネルギー
87kcal
1食分
3.5g
糖質

材　料（1食分）

わかめ（塩蔵）：20g
オリーブオイル：小さじ1

A
- しょうが（みじん切り）：5g
- 本みりん：小さじ1
- めんつゆ（3倍濃縮）：小さじ1/2
- かつお節：1パック（3g）
- ごま：小さじ1

作り方

1. わかめは水で戻して水気をしっかり絞り、一口大の長さに切っておく。
2. フライパンに、オリーブオイルと1のわかめ、Aを入れて火にかけ、全体を合わせながら強火で1分ほど炒める。

［ポイント］
わかめを炒める際、油がはねやすいので、やけどしないように注意しましょう。

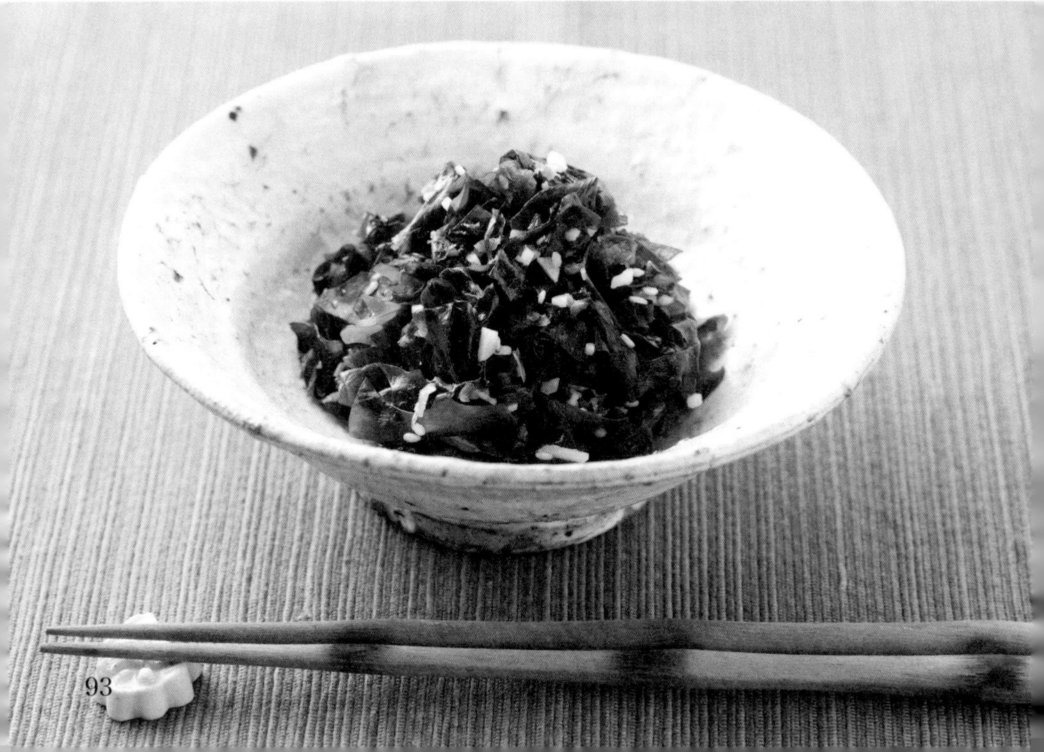

おわりに

『食生活と身体の退化―先住民の伝統食と近代食 その身体への驚くべき影響』（ウェストン・A・プライス著、恒志会刊）という本があります。

歯科医師である著者は、健康な人々の秘訣を探し求めて、世界中の先住民の口腔内の状態を調べるというフィールドワークを十数年続けました。

その結果わかった事実は、健康長寿食はひとつではなく、地域の数だけあったということ。しかし、どの民族にも共通してみられた食の特徴もありました。それは、

・穀物を摂取する民族でも、精製された穀物は摂取していないこと
・乳製品を摂取する民族でも、スキムミルクや殺菌した加工乳は摂取していないこと
・砂糖など精製された甘味料はとっていないこと
・水素添加されたトランス脂肪酸や精製された液体油は摂取していないこと

です。自然の摂理に沿ったヒトの健康食の本質を考える柱にグルテンフリーを置いたこの本では、栄養の消化・吸収の要である腸内環境を整えることを目指すとともに、こうした健康長寿食を意識したレシピをご提案させていただきました。

皆様と皆様の大切な方々が、より末永く健康に過ごす一助となりましたら幸いです。

著者紹介

大柳珠美〈おおやなぎ たまみ〉

管理栄養士。2006年より糖質制限理論を学び、糖質制限を実践しながら、都内のクリニックで糖尿病、肥満など生活習慣病を対象に糖質の過剰摂取を見直しタンパク質、必須脂肪酸、ビタミン、ミネラル不足を解消する食事指導を行い、薬に頼りすぎない治療をサポート。講演、雑誌、ブログ「管理栄養士のローカーボ・キッチン」などで、真の栄養学による糖質制限食の情報を発信。著書に『2週間で体が変わるグルテンフリーの毎日ごはん』(共著)、『「糖質制限」その食べ方ではヤセません』(すべて小社刊)などがある。

撮影　石田健一
料理・スタイリング　高木あゆみ(ah house)
本文デザイン　ベラビスタスタジオ

腸《ちょう》からきれいにヤセる!
グルテンフリー・レシピ

2021年 7月1日　第1刷

著　者　大《おお》柳《やなぎ》珠《たま》美《み》

発行者　小澤源太郎

責任編集　株式会社 プライム涌光
電話　編集部　03(3203)2850

発行所　株式会社 青春出版社
東京都新宿区若松町12番1号〒162-0056
振替番号　00190-7-98602
電話　営業部　03(3207)1916

印刷　大日本印刷　　製本　フォーネット社

ISBN978-4-413-11359-5 C0077